Sébastien d'ABOVILLE

50 rendez -vous avec l'Extraordinaire:

Explorez, Vivez, Respirez

TOME 3

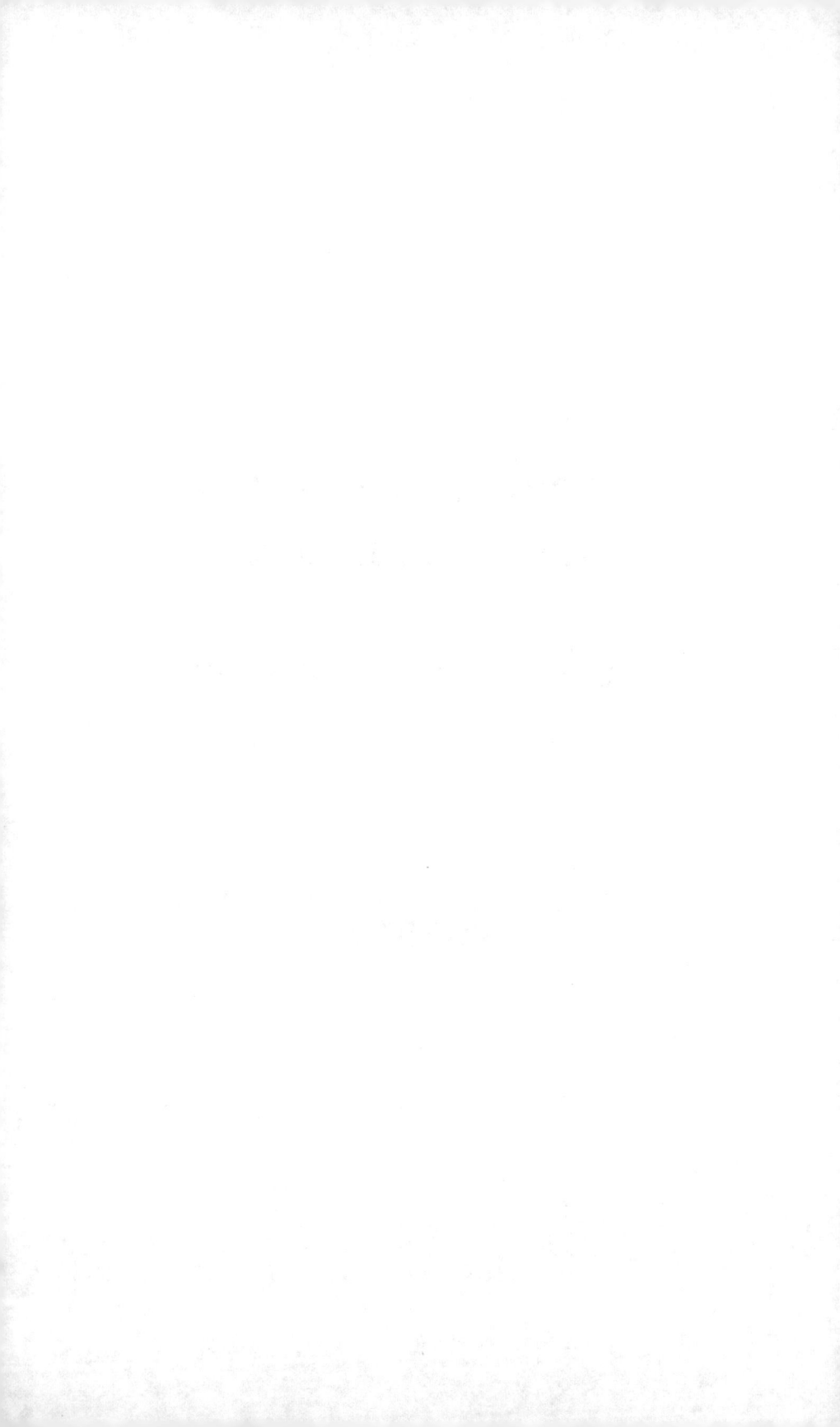

CONTENTS

Introduction
I. Voyage et Aventure 1
1. Faire une croisière dans les fjords norvégiens. 2
2. Visiter un site classé au patrimoine mondial de l'UNESCO. 5
3. Faire une randonnée de plusieurs jours 8
4. Parcourir un continent que vous n'avez jamais visité. 11
5. Faire un safari photo en Afrique. 14
II. Expériences Culturelles 17
6. Assister à une première de film. 18
7. Participer à une cérémonie du thé traditionnelle. 21
8. Visiter les sites antiques de la Grèce ou de l'Égypte. 24
9. Écouter un concert de musique classique dans une église ou un cathédrale. 27
10. Célébrer un nouvel an dans un pays étranger. 30
III. Expériences uniques 33
11. Voir une éclipse solaire totale. 34
12. Assister au lever du soleil et au coucher du soleil le même jour. 37
13. Observer des animaux sauvages dans leur habitat naturel. 40
14. Explorer les fonds marins en sous-marin. 43

15. Observer les étoiles dans un observatoire. 46

IV. Moments de Connexion 49

16. Cuisiner un repas élaboré pour vos proches. 50

17. Organiser une soirée de jeux de société avec des amis. 53

18. Organiser une fête surprise pour un ami. 56

19. Organiser une soirée de karaoké à domicile. 59

20. Faire une journée de détente au spa avec des amis. 62

V. Santé et Bien-être 65

21. Pratiquer le yoga dans son pays d'origine, l'Inde. 66

22. Apprendre à faire un art martial dans son pays d'origine. 69

23. Organiser une séance de stretching en groupe. 72

24. Participer à une séance de thérapie par l'art. 75

25. Faire une séance de bains de forêt (shinrin-yoku). 78

VI. Aventures Gastronomiques 81

26. Apprendre à faire du pain traditionnel. 82

27. Faire une dégustation dans une chocolaterie locale. 85

28. Organiser un pique-nique gastronomique avec des vins fins. 88

29. Explorer les saveurs de la cuisine de rue en visitant un marché nocturne. 91

30. Organiser un dîner à thème inspiré d'une cuisine du monde. 94

VII. Moments de Relaxation 97

31. Faire une séance de réflexologie des pieds. 98

32. Faire une balade en barque ou en kayak sur un lac tranquille. 101

33. Organiser un pique-nique au bord d'une rivière ou d'un étang. 104

34. Passer une journée entière à ne rien faire d'autre que se détendre.   107

35. Regarder un coucher de soleil paisible depuis un belvédère ou une plage.   110

VIII. Expériences Extrêmes   113

36. Faire du saut en parachute tandem depuis un avion.   114

37. Faire de la plongée en cage avec des requins.   117

38. Faire du saut à l'élastique depuis un pont ou une falaise.   120

39. Participer à une descente en rappel dans un canyon.   123

40. Faire du kayak de mer dans des eaux agitées.   126

IX. Moments de Partage en Famille   129

41. Créer un album photo familial avec des souvenirs et des anecdotes.   130

42. Faire une séance de cuisine en famille pour préparer un repas complet.   133

43. Faire une séance de cinéma en famille à la maison avec des films classiques.   136

44. Planifier une journée de bricolage en famille.   139

45. Organiser une journée de jardinage en famille.   142

X. Expériences Émotionnelles   145

46. Assister à un mariage dans une autre culture.   146

47. Faire du land art en utilisant des éléments naturels.   149

48. Assister à un spectacle de cirque contemporain.   152

49. Participer à un festival de photographie.   155

50. Passer du temps avec des personnes âgées dans une maison de retraite   158

Epilogue   161

INTRODUCTION

Bienvenue dans le troisième volume de notre série passionnante, "50 Rendez-vous avec l'Extraordinaire : Explorez, Vivez, Respirez". Ce livre est une invitation à vous immerger dans des expériences qui élargissent les horizons, enrichissent l'âme et cimentent des souvenirs impérissables. À travers ces pages, nous vous guidons à travers des aventures globales et des moments de connexion intime, des expériences qui défient l'adrénaline aux plaisirs tranquilles de la vie quotidienne.

Chaque chapitre de ce livre a été soigneusement conçu pour vous inspirer à sortir des sentiers battus et à plonger dans des expériences qui transforment la vie. De la majesté silencieuse des fjords norvégiens à la riche tapisserie culturelle des sites classés au patrimoine mondial de l'UNESCO, chaque expérience est une porte ouverte vers de nouvelles découvertes.

Dans la section "Voyage et Aventure", nous vous emmenons dans des randonnées qui étirent les muscles et l'esprit, des safaris photo où la faune africaine se dévoile dans toute sa splendeur brutale, et des voyages à travers des continents encore inexplorés par vos pieds. La planète est un livre ouvert, chaque page une nouvelle aventure à raconter.

Les "Expériences Culturelles" sont des invitations à plonger dans le cœur battant des civilisations. Participez à des cérémonies traditionnelles qui vous relient aux racines anciennes de sociétés diverses, ou laissez-vous emporter par l'émotion pure d'un concert classique dans une cathédrale historique. Chaque activité est un fil qui vous tisse dans le tissu vibrant de l'humanité.

Nos "Expériences uniques" vous poussent à chérir les moments rares et éphémères : observer une éclipse solaire totale, ou voir le soleil se lever et se coucher le même jour sur des horizons opposés. Ces expériences sont des rappels de la beauté fugace du monde.

Les "Moments de Connexion" offrent des opportunités pour nourrir les relations avec ceux qui vous sont chers. Que ce soit en créant un repas ensemble, en participant à des jeux de société, ou en organisant une soirée surprise, chaque chapitre est un hommage à l'amour et à l'amitié.

Dans "Santé et Bien-être", nous explorons des activités qui renouvellent le corps et l'esprit. Du yoga dans l'Inde ancienne à la thérapie par l'art, nous recherchons la guérison et la tranquillité dans des pratiques éprouvées et dans l'immersion naturelle.

Les "Aventures Gastronomiques" célèbrent les plaisirs de la table, des dégustations de chocolat artisanal à l'organisation de dîners à thème qui sont autant de voyages culinaires. Et dans "Moments de Relaxation", nous vous invitons à ralentir et à savourer la tranquillité, que ce soit en observant un coucher de soleil ou en flottant paisiblement sur un lac.

Pour ceux qui recherchent l'excitation, nos "Expériences Extrêmes" offrent du saut en parachute au kayak en mer agitée, garantissant de faire monter l'adrénaline. Et enfin, les "Moments de Partage en Famille" et les "Expériences Émotionnelles" renforcent les liens et enrichissent le cœur à travers des actions significatives et des interactions humaines profondes.

Ce livre est votre guide pour vivre pleinement, une collection de moments choisis pour leur capacité à enrichir la vie et à laisser une empreinte indélébile sur votre âme. Embarquez avec nous pour un voyage où chaque page promet de nouvelles aventures et de nouvelles révélations, où chaque expérience est une célébration de la vie elle-même. Explorez, vivez, respirez – chaque jour est une occasion de faire quelque chose d'extraordinaire.

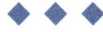

I. VOYAGE ET AVENTURE

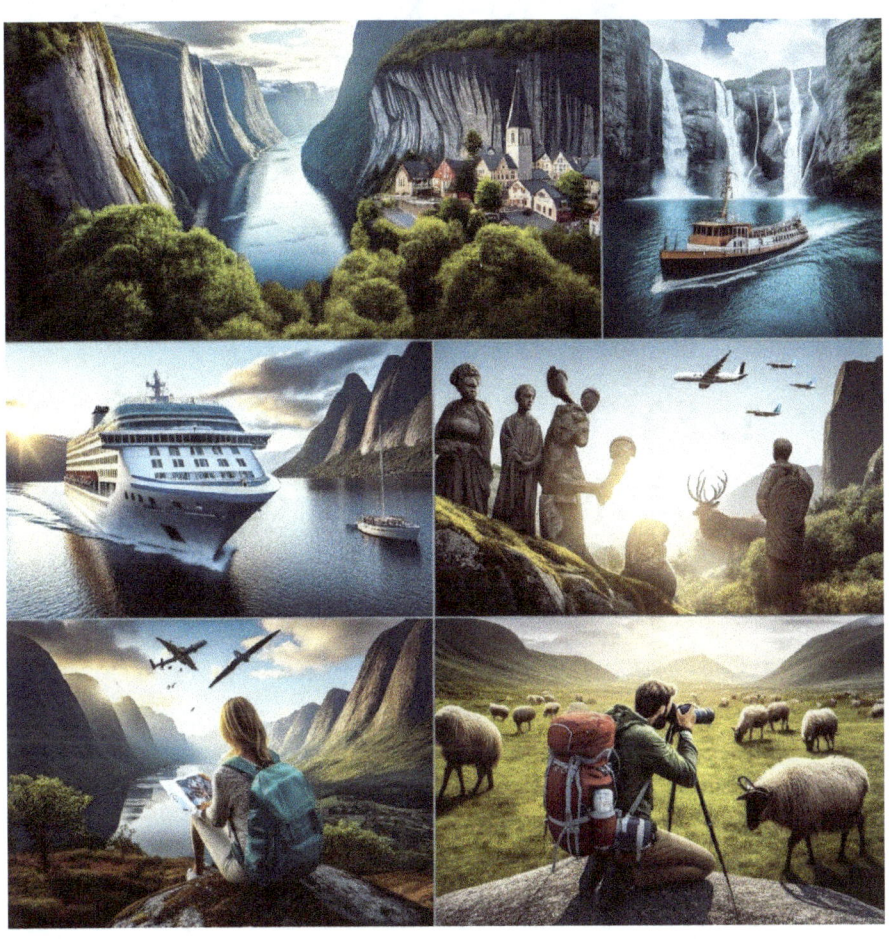

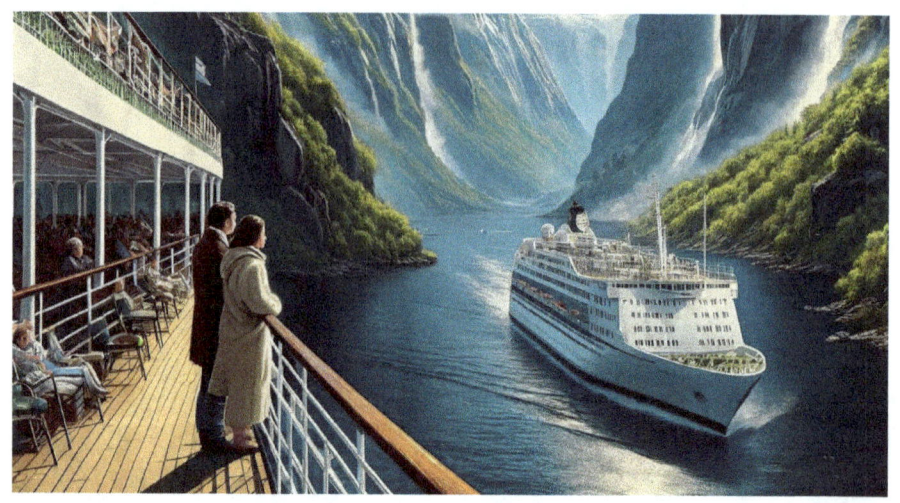

1. FAIRE UNE CROISIÈRE DANS LES FJORDS NORVÉGIENS.

Faire une croisière dans les fjords norvégiens est une expérience captivante, qui permet d'explorer certains des paysages les plus spectaculaires et majestueux de la planète. Cette aventure maritime vous mènera à travers d'immenses étendues d'eaux tranquilles, bordées de montagnes escarpées, de cascades dévalant les parois rocheuses, et de villages pittoresques nichés dans des paysages à couper le souffle.

Description Détaillée

La croisière dans les fjords norvégiens commence généralement dans une grande ville comme Bergen ou Oslo, où les passagers embarquent sur des navires spécialement conçus pour naviguer dans les fjords étroits. Ces navires, souvent équipés de grandes fenêtres panoramiques et de ponts extérieurs, offrent des vues imprenables sur les paysages environnants.

Le voyage vous emmène à travers une série de fjords célèbres, tels que le Geirangerfjord, le Nærøyfjord (classé au patrimoine mondial de l'UNESCO), et le Sognefjord, le plus long et le plus profond fjord de Norvège. Pendant la croisière, des escales sont organisées dans de petits ports où vous pouvez participer à diverses activités, comme des randonnées guidées, du kayak, ou des visites de musées et de sites historiques.

Conseils Pratiques

- **Choisir la bonne période** : La meilleure période pour une croisière dans les fjords norvégiens est de mai à septembre, lorsque les jours sont plus longs et le climat plus doux.

- **Réserver à l'avance** : Les croisières dans les fjords sont très populaires, il est donc conseillé de réserver bien à l'avance pour garantir la disponibilité et souvent obtenir de meilleurs tarifs.

- **Préparation pour le temps** : Le temps en Norvège peut être imprévisible, même en été. Emportez des vêtements chauds et imperméables pour vous protéger contre le vent, la pluie ou le froid soudain.

- **Sélectionner les excursions** : Étudiez les différentes excursions proposées lors des escales pour choisir celles qui correspondent le mieux à vos intérêts et à votre niveau d'activité.

Budget

Le coût d'une croisière dans les fjords norvégiens peut varier considérablement en fonction de la durée du voyage, du type de navire et du niveau de luxe souhaité. Les prix commencent généralement autour de 1000 euros par personne pour une croisière de sept jours, incluant l'hébergement, certains repas et plusieurs excursions. Les dépenses supplémentaires peuvent inclure les vols vers la Norvège, les transferts, les repas non inclus, les boissons, et les dépenses personnelles.

Choses à Savoir

- **Durabilité** : La Norvège prend très au sérieux la protection de ses paysages naturels. Optez pour des croisières qui pratiquent le tourisme responsable.

- **Faune et flore** : Gardez vos jumelles à portée de main pour observer les aigles de mer, les phoques et parfois même les baleines. Les fjords sont également un lieu privilégié pour les amateurs de botanique.

- **Photographie** : Les fjords offrent des opportunités photographiques exceptionnelles. Assurez-vous d'avoir suffisamment de mémoire et de batteries pour votre appareil photo.

En Conclusion

Une croisière dans les fjords norvégiens est plus qu'un simple voyage ; c'est une immersion dans un spectacle naturel grandiose, où la nature parle d'elle-même et laisse un souvenir impérissable. Que vous soyez à la recherche de tranquillité, d'aventure ou simplement d'une évasion spectaculaire, les fjords norvégiens offrent une expérience unique qui dépasse de loin les attentes de chaque voyageur.

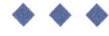

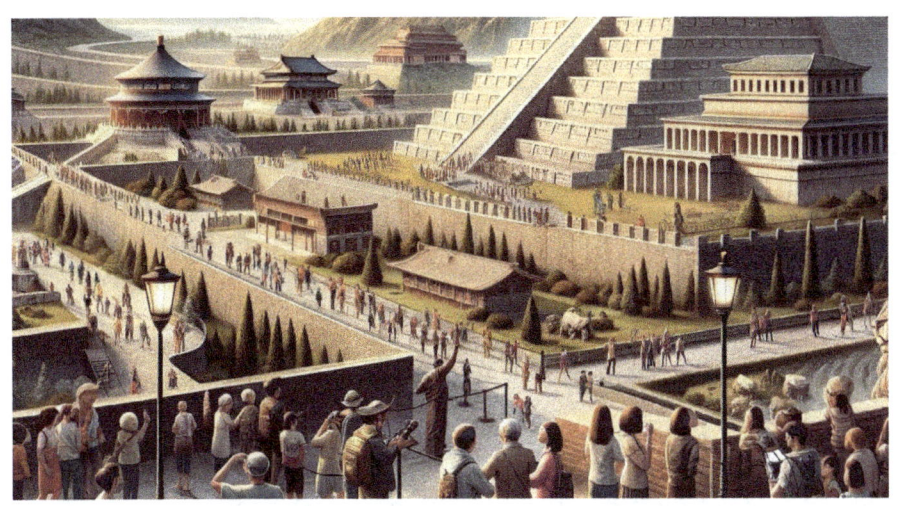

2. VISITER UN SITE CLASSÉ AU PATRIMOINE MONDIAL DE L'UNESCO.

Visiter un site classé au patrimoine mondial de l'UNESCO est une expérience enrichissante qui permet de découvrir des lieux d'importance culturelle ou naturelle exceptionnelle, reconnus pour leur valeur universelle. Ces sites, préservés pour les générations futures, racontent des histoires fascinantes sur notre passé, notre culture, et notre environnement.

Description Détaillée

Les sites du patrimoine mondial de l'UNESCO varient largement, allant de vastes étendues naturelles comme le Parc national de Yellowstone aux chefs-d'œuvre architecturaux comme la Grande Muraille de Chine ou historiques comme les pyramides d'Égypte. Chaque site offre une fenêtre unique sur la diversité du monde et son histoire. La visite de ces sites implique souvent des tours guidés qui offrent des connaissances profondes sur l'histoire du site, les efforts de conservation, et leur importance dans le contexte mondial.

Conseils Pratiques

- **Recherche préalable** : Avant de visiter, faites des recherches approfondies sur le site pour comprendre pleinement son importance et planifier votre visite en conséquence.
- **Guide local** : Engager un guide local peut enrichir votre expérience, offrant des connaissances spécialisées et des anecdotes qui ne sont pas disponibles dans les guides touristiques.
- **Respect des règles** : Les sites du patrimoine mondial ont souvent des règles strictes pour assurer leur préservation. Il est crucial de les suivre scrupuleusement.
- **Heures de visite** : Vérifiez les heures d'ouverture et les jours de fermeture pour éviter toute déception.

Budget

Le coût de visite d'un site du patrimoine mondial peut varier. Les frais d'entrée sont généralement modérés, mais les voyages internationaux, l'hébergement, la restauration, et les frais de guides peuvent augmenter le budget nécessaire. Pour un voyage international, prévoyez un budget d'au moins 2000 à 3000 euros par personne, ce qui inclurait les vols, l'hébergement, les repas, et les frais d'entrée.

Période Idéale

La période idéale pour visiter un site du patrimoine mondial dépend de sa nature. Pour les sites naturels, les mois de printemps ou d'automne sont souvent idéaux, évitant la chaleur excessive ou le froid intense. Pour les sites culturels, évitez les périodes de haute saison touristique pour échapper aux foules.

Choses à Savoir

- **Impact du tourisme** : Certains sites peuvent souffrir de l'impact du tourisme de masse. Optez pour des pratiques de tourisme responsable pour minimiser votre impact.

- **Documentation nécessaire** : Certains sites peuvent exiger des permis spéciaux ou des réservations à l'avance, surtout s'ils limitent le nombre de visiteurs quotidiens.

- **Équipement** : Pour les sites naturels, un équipement approprié est crucial. Prévoyez des vêtements adaptés à la météo et des chaussures de marche confortables.

- **Photographie** : Renseignez-vous sur les règles de photographie. Certains lieux interdisent les photos à l'intérieur ou nécessitent des permis pour l'utilisation de caméras professionnelles.

En conclusion, visiter un site classé au patrimoine mondial de l'UNESCO est une formidable opportunité de se connecter avec l'histoire et la beauté de notre monde. C'est une expérience qui demande préparation et respect, offrant en retour une compréhension plus profonde de la richesse culturelle et naturelle de notre planète. Chaque visite soutient les efforts de conservation et aide à maintenir ces trésors pour les générations futures.

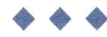

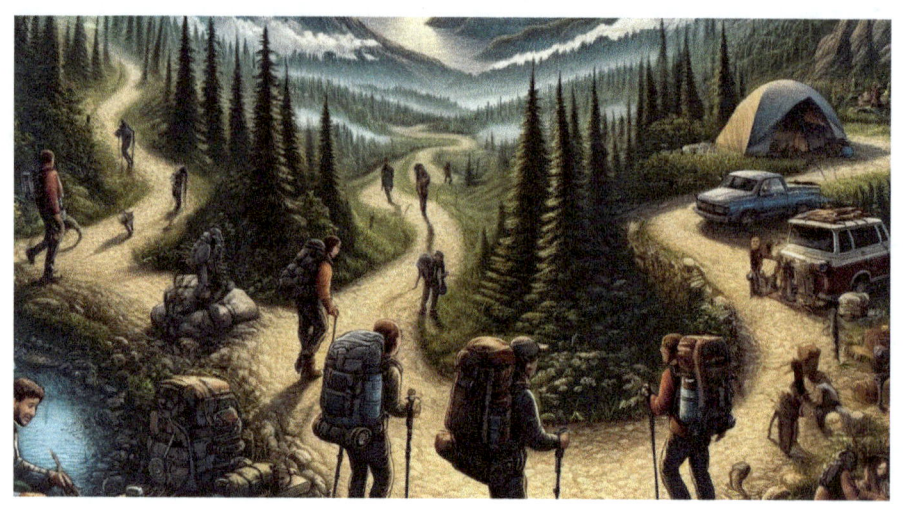

3. FAIRE UNE RANDONNÉE DE PLUSIEURS JOURS

Faire une randonnée de plusieurs jours est une expérience immersive qui permet non seulement de se connecter profondément avec la nature, mais aussi de tester ses limites physiques et mentales. Que ce soit à travers les sentiers montagneux, les forêts denses, ou le long de côtes escarpées, une randonnée de plusieurs jours requiert une préparation minutieuse et un engagement sérieux.

Description Détaillée

Une randonnée de plusieurs jours implique de parcourir de

longues distances à pied, souvent avec un sac à dos contenant tout le nécessaire pour la durée du trek. Les randonneurs traversent divers terrains, ce qui peut inclure des montées raides, des traversées de rivières, et des chemins rocailleux. Les nuits sont généralement passées en camping, soit dans des tentes, soit dans des refuges si disponibles.

Conseils Pratiques

- **Planification de l'itinéraire**: Choisissez un itinéraire adapté à votre niveau de forme physique. Renseignez-vous sur la longueur du parcours, l'altitude et les types de terrain que vous allez rencontrer.

- **Équipement adéquat**: Investissez dans un bon équipement de randonnée, notamment des chaussures de randonnée bien rodées, un sac à dos confortable avec une bonne répartition du poids, une tente légère, un sac de couchage adapté à la saison, et un système de purification de l'eau.

- **Nourriture et eau**: Planifiez vos repas pour tous les jours de la randonnée. Optez pour des aliments légers mais riches en énergie et en nutriments. Assurez-vous également d'avoir accès à suffisamment d'eau ou des points d'eau potable sur votre itinéraire.

- **Formation de base en premiers secours**: Connaître les bases des premiers secours et emporter un kit de premiers secours peuvent être vitaux en cas d'accident ou de blessure mineure sur le sentier.

- **Préparation physique**: Commencez à vous entraîner plusieurs semaines à l'avance, en faisant de longues marches avec votre sac à dos pour vous y habituer.

Budget

Le budget pour une randonnée de plusieurs jours peut varier considérablement en fonction de l'équipement que vous possédez déjà et de celui que vous devez acheter. Les coûts peuvent inclure l'achat de matériel de camping, de vêtements appropriés, de nourriture lyophilisée, de frais de permis de trek, et parfois de guides si nécessaire. En moyenne, prévoyez entre 200 et 500 euros, hors transport pour se rendre au point de départ du trek.

Période Idéale

La période idéale pour une randonnée de plusieurs jours dépend de la région et du climat. En général, les mois de printemps et d'automne sont préférables car ils offrent des températures modérées et un risque réduit de précipitations. Évitez les mois d'hiver dans les zones de haute montagne en raison du risque d'avalanches et de conditions météorologiques extrêmes.

Choses à Savoir

- **Permis**: Certains sentiers populaires exigent des permis qui doivent être réservés à l'avance.

- **Impact environnemental**: Pratiquez le "Leave No Trace" (Ne laissez aucune trace) pour minimiser votre impact sur l'environnement.

- **Sécurité**: Informez toujours quelqu'un de votre itinéraire et de vos plans. Emportez un téléphone chargé et envisagez un dispositif de localisation GPS pour les zones isolées.

- **Faune**: Renseignez-vous sur la faune locale et comment réagir en présence d'animaux sauvages.

En conclusion, une randonnée de plusieurs jours est une aventure gratifiante qui nécessite une préparation sérieuse et un respect de la nature. Elle offre une évasion de la vie quotidienne et une chance de se reconnecter avec soi-même et le monde naturel d'une manière profonde et personnelle.

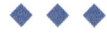

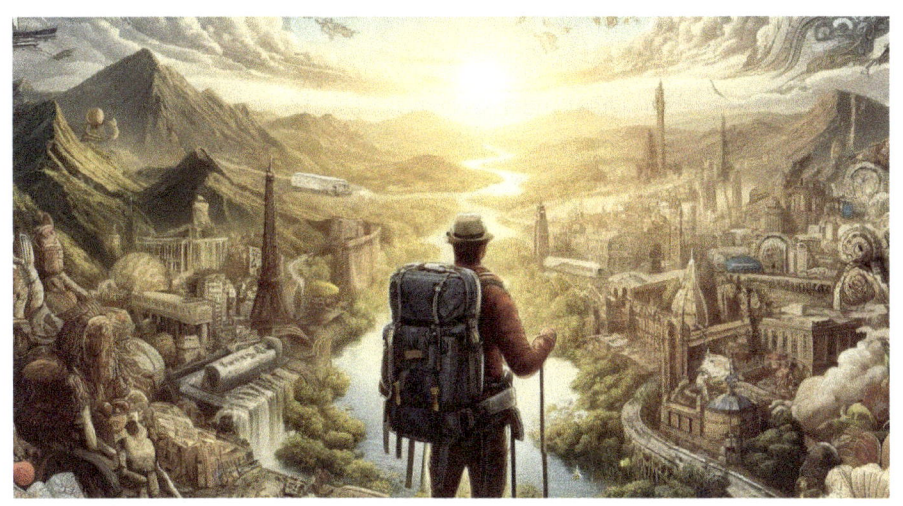

4. PARCOURIR UN CONTINENT QUE VOUS N'AVEZ JAMAIS VISITÉ.

Parcourir un continent que vous n'avez jamais visité est une aventure exaltante qui offre une immersion profonde dans de nouvelles cultures, paysages, et histoires. Que ce soit l'Asie avec ses riches traditions et sa modernité fulgurante, l'Afrique avec sa faune spectaculaire et ses diverses cultures, ou l'Amérique du Sud avec ses anciennes civilisations et ses forêts tropicales, chaque continent a quelque chose d'unique à offrir. Voici comment planifier une telle expédition, avec des détails pratiques pour faire de ce rêve une réalité.

Description Détaillée

L'exploration d'un nouveau continent implique généralement des déplacements entre plusieurs pays ou régions, chacun présentant ses propres attractions. Cela pourrait inclure des visites de villes historiques, des randonnées dans divers types de paysages naturels, et la participation à des événements locaux ou festivals. Par exemple, en Asie, vous pourriez explorer la Grande Muraille de Chine, les temples d'Angkor au Cambodge et les marchés animés de l'Inde. Chaque jour apporte son lot de découvertes, de la cuisine locale aux œuvres d'art, en passant par les rencontres avec les habitants.

Conseils Pratiques

- **Recherche et planification**: Avant de partir, recherchez chaque pays sur votre itinéraire pour connaître les meilleurs endroits à visiter, les exigences de visa, et les conseils de sécurité. Utilisez des guides de voyage, des blogs, et des forums pour recueillir des informations.

- **Budgetisation**: Établissez un budget préliminaire, en tenant compte des vols internationaux et domestiques, de l'hébergement, de la nourriture, des transports locaux, des frais d'entrée aux attractions, et d'une réserve d'urgence.

- **Logistique**: Réservez vos vols internationaux à l'avance pour obtenir les meilleurs tarifs. Pour les déplacements internes, considérez les passes de train ou de bus si disponibles, ce qui peut être une option économique et flexible.

- **Santé et sécurité**: Consultez un médecin pour les vaccinations nécessaires et les précautions sanitaires, surtout pour les continents avec des risques sanitaires plus élevés comme l'Afrique et certaines parties de l'Asie.

- **Pack léger mais efficace**: Emballez des vêtements appropriés pour différentes météos, ainsi que des articles essentiels comme des médicaments, des adaptateurs de prise, et des copies de vos documents importants.

Budget

Le budget variera considérablement en fonction du style de voyage (backpacking budget vs. luxe) et de la durée du séjour. Un budget quotidien peut varier de 50 euros dans des pays moins chers à 200 euros dans des pays plus chers, avec des frais supplémentaires pour des expériences spéciales comme des safaris ou des visites guidées exclusives.

Période Idéale

La période idéale pour visiter un continent varie selon la région:
- **Asie**: Évitez la saison des moussons (juin à septembre). L'automne et le printemps sont idéaux pour la plupart des pays asiatiques.
- **Afrique**: La saison sèche (mai à octobre) est préférable pour les safaris.
- **Amérique du Sud**: Le climat varie largement, mais évitez la saison des pluies en Amazonie (décembre à mai).

Choses à Savoir

- **Barrières linguistiques**: Apprenez quelques phrases de base dans les langues des pays que vous visiterez. Cela peut grandement faciliter la communication et enrichir votre expérience.
- **Respect des cultures locales**: Informez-vous sur les coutumes locales pour éviter les faux pas culturels. Le respect des traditions et des normes sociales est crucial.
- **Impact environnemental et social**: Pratiquez un tourisme responsable en soutenant les entreprises locales et en minimisant votre empreinte écologique.

En résumé, parcourir un continent inexploré est une formidable opportunité d'apprentissage et de croissance personnelle. Chaque étape de votre voyage sera une aventure, remplie de découvertes qui enrichiront votre compréhension du monde.

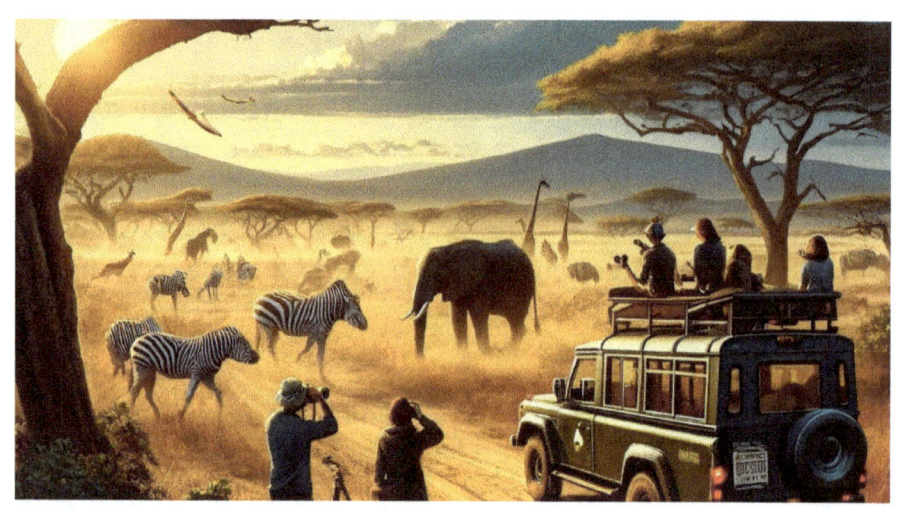

5. FAIRE UN SAFARI PHOTO EN AFRIQUE.

Faire un safari photo en Afrique est une expérience à la fois exaltante et éducative, offrant aux participants la chance d'observer et de photographier certains des animaux les plus emblématiques du monde dans leur habitat naturel. Cette aventure vous plonge au cœur des paysages sauvages africains, où la faune et la flore s'épanouissent loin de l'urbanisation intense.

Description Détaillée

Un safari photo typique en Afrique se déroule dans des parcs nationaux ou des réserves privées, où la diversité des espèces est souvent spectaculaire. Les destinations populaires incluent le parc national du Serengeti en Tanzanie, le parc national de Kruger en Afrique du Sud, et la réserve de Maasai Mara au Kenya. Ces safaris sont habituellement organisés par des guides expérimentés qui connaissent les meilleurs moments et lieux pour observer la faune, de l'aube quand les animaux sont les plus actifs, au crépuscule, offrant une lumière magnifique pour la photographie.

Conseils Pratiques

- **Équipement de photographie**: Investissez dans un bon téléobjectif (300mm minimum), car les animaux sont souvent à distance. Un trépied ou un monopode peut également être utile pour stabiliser vos prises lors des longues attentes.

- **Vêtements appropriés**: Portez des vêtements confortables de couleur neutre pour vous fondre dans le paysage sans déranger les animaux.

- **Réservations**: Réservez votre safari plusieurs mois à l'avance, surtout si vous prévoyez de visiter pendant la haute saison touristique.

- **Santé**: Consultez un médecin pour les vaccins nécessaires et prenez des précautions contre le paludisme.

Budget

Le coût d'un safari photo varie largement selon la durée, le type d'hébergement (de tentes basiques à des lodges de luxe), et les services inclus. En général, prévoyez un budget allant de 1500 à 5000 euros par personne pour une expérience de 7 à 10 jours, incluant l'hébergement, les guides, les repas et les frais de parc. Les vols internationaux vers l'Afrique sont en sus.

Période Idéale

- **Afrique de l'Est (Kenya, Tanzanie)**: La meilleure période pour observer la grande migration des gnous est de juillet à octobre.

- **Afrique du Sud**: La saison sèche de mai à septembre est idéale pour voir les animaux sauvages car ils se rassemblent autour des points d'eau.

- **Botswana**: D'avril à octobre, pendant la saison sèche, pour une observation optimale.

Choses à Savoir

- **Comportement éthique**: Respectez les règles du parc ou de la réserve. Ne provoquez pas les animaux pour obtenir une bonne photo et gardez toujours une distance respectueuse.

- **Impact environnemental**: Choisissez des opérateurs de safari qui pratiquent le tourisme responsable et contribuent à la conservation de l'environnement et au bien-être des communautés locales.

- **Sécurité**: Suivez toujours les instructions de votre guide, restez dans le véhicule lors des safaris et ne vous aventurez pas seul à pied dans les zones non sécurisées.

Participer à un safari photo en Afrique offre non seulement des souvenirs inoubliables mais aussi une prise de conscience de la nécessité urgente de protéger ces écosystèmes uniques pour les générations futures. C'est une aventure qui allie passion pour la photographie et amour de la nature dans certains des décors les plus spectaculaires de la planète.

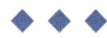

II. EXPÉRIENCES CULTURELLES

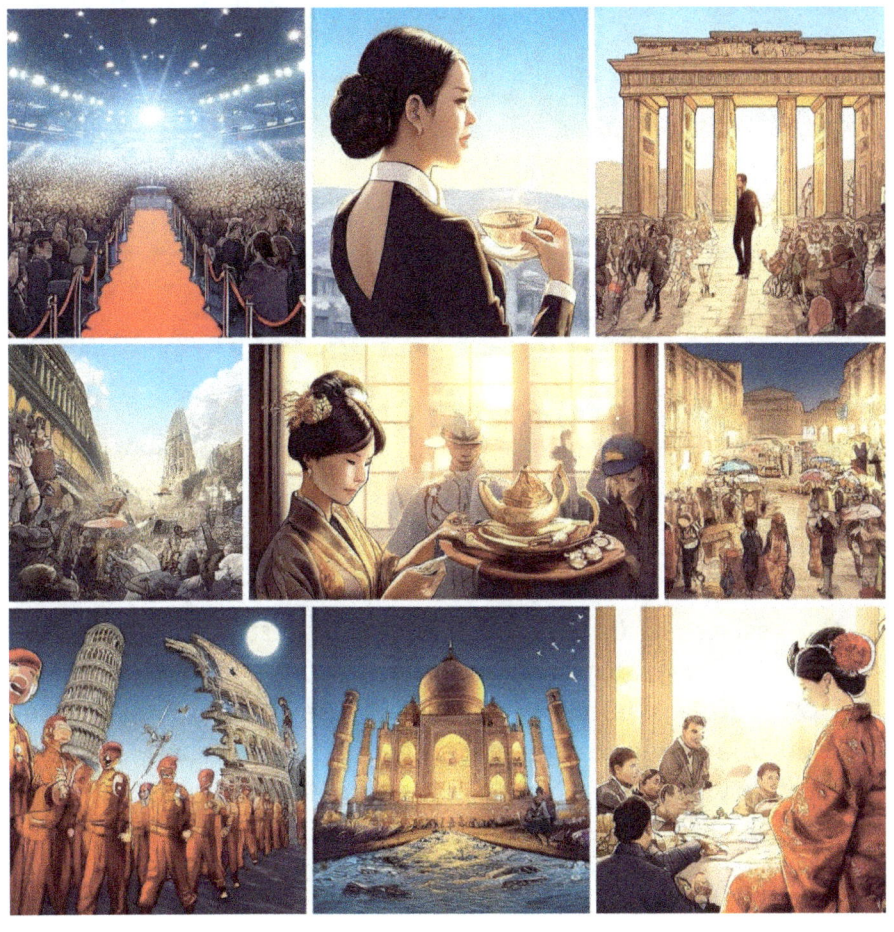

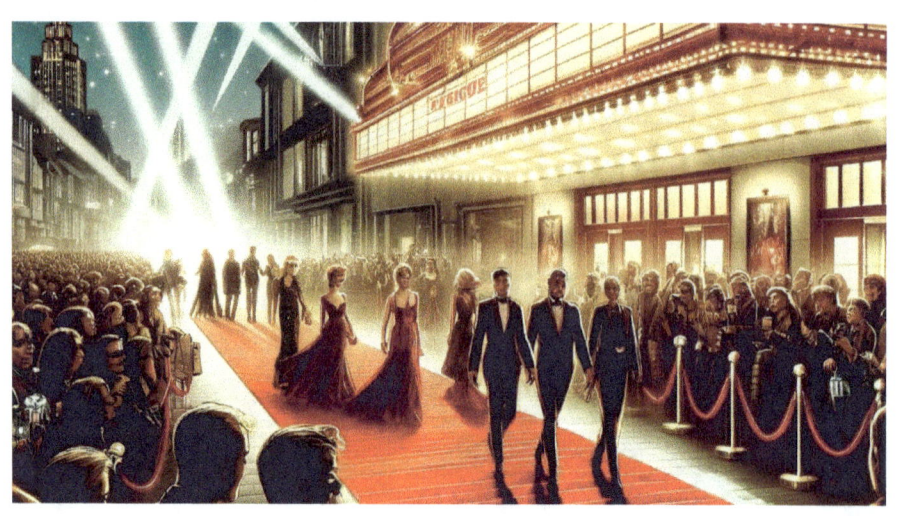

6. ASSISTER À UNE PREMIÈRE DE FILM.

Assister à une première de film est une expérience cinématographique unique qui offre bien plus que la simple vision d'un film. C'est une occasion de voir des stars de cinéma, de participer à un événement culturel majeur et souvent de vivre une soirée de glamour. Que ce soit à Hollywood, Cannes, ou lors de festivals de films locaux, chaque première a son propre caractère et son importance dans le monde du cinéma.

Description Détaillée

Une première de film est généralement organisée pour marquer le lancement d'un film majeur. Cet événement peut inclure un tapis rouge, où les acteurs, réalisateurs et autres personnalités importantes du film défilent, souvent répondant aux questions des journalistes et posant pour des photos. Le public peut voir de près des célébrités et vivre l'excitation qui entoure le lancement d'un film. Après la projection, il est courant d'avoir une session de questions et réponses avec les acteurs et les réalisateurs, ainsi qu'une réception où les participants peuvent échanger leurs impressions sur le film.

Conseils Pratiques

- **Obtenir des billets**: Les billets pour une première peuvent être difficiles à obtenir. Ils sont parfois disponibles pour le public via des concours, des promotions ou des ventes directes. Surveillez les sites web des festivals de cinéma et des théâtres pour les annonces de vente.

- **Habillage**: Les premières de films peuvent souvent être des événements formels, surtout dans les grandes villes ou les festivals réputés. Prévoyez une tenue appropriée pour l'occasion.

- **Arrivée anticipée**: Arriver bien avant l'heure prévue est essentiel pour obtenir un bon emplacement sur le tapis rouge et pour éviter les longues files d'attente.

- **Préparation à l'événement**: Si vous espérez interagir avec des célébrités, préparez des questions ou des commentaires pertinents et soyez prêt avec un appareil photo ou un objet à signer.

Budget

Le budget pour assister à une première de film peut varier. Si l'événement est local et moins formel, il se peut que le coût du billet soit comparable à celui d'une séance de cinéma régulière. Pour les grands événements, comme les premières à Hollywood ou lors de festivals internationaux, les coûts peuvent inclure le voyage, l'hébergement, et peut-être même l'achat de tenues appropriées, pouvant aller de quelques centaines à plusieurs milliers d'euros.

Période Idéale

La période idéale pour assister à une première dépend du calendrier des sorties de films et des festivals. Les grands festivals de film tels que Cannes en mai, Venise en août-septembre et Toronto en septembre sont des moments clés pour les premières de films internationaux.

Choses à Savoir

- **Accès VIP**: Certains événements peuvent offrir des passes VIP pour une expérience plus exclusive, incluant des sièges réservés, des rencontres avec des célébrités et des accès aux parties.

- **Respect de la vie privée**: Pendant l'événement, respectez la vie privée des acteurs et des invités. Prendre des photos sans permission n'est pas toujours bien vu.

- **Étiquette sociale**: Si vous participez à une séance de questions-réponses, posez des questions respectueuses et bien pensées.

Assister à une première de film est une occasion de plonger dans le monde du cinéma de manière interactive et festive. C'est une chance de voir les coulisses de l'industrie, de participer à une célébration de la créativité cinématographique, et de peut-être rencontrer certains de vos acteurs ou réalisateurs préférés.

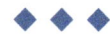

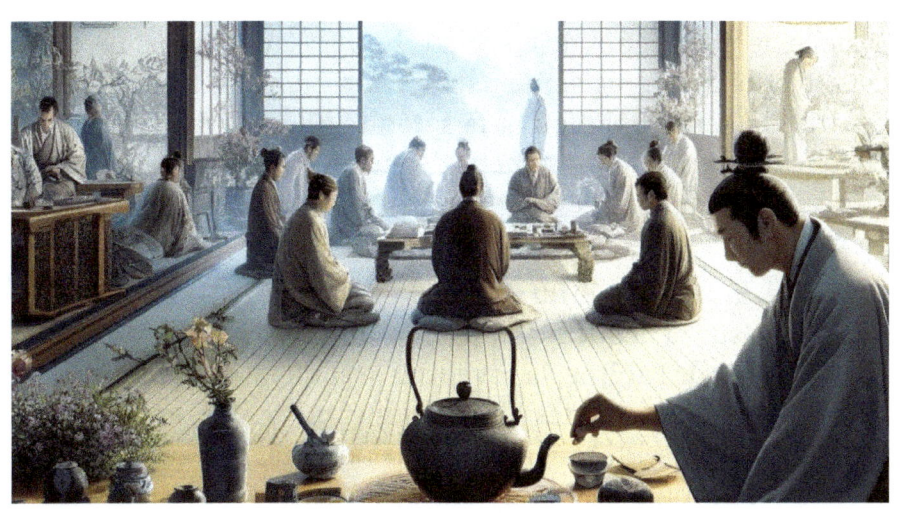

7. PARTICIPER À UNE CÉRÉMONIE DU THÉ TRADITIONNELLE.

Participer à une cérémonie du thé traditionnelle est une expérience culturelle profondément enracinée dans les traditions de nombreux pays asiatiques, en particulier au Japon et en Chine. Cette pratique, qui allie art, spiritualité et hospitalité, est une manière unique de se connecter à l'histoire et aux coutumes locales.

Description Détaillée

La cérémonie du thé, particulièrement celle du Japon, connue sous le nom de "Chadō" ou "La Voie du Thé", est une forme rituelle de préparer et de boire du thé vert, ou matcha. Le rituel est effectué avec précision et style dans un cadre tranquille qui favorise la contemplation et la sérénité. Chaque mouvement et chaque élément, du placement des ustensiles à la température de l'eau, est chargé de symbolisme et exécuté avec le plus grand soin.

En Chine, la cérémonie du thé, souvent appelée "Gongfu Cha", se concentre sur la dégustation précise du thé, avec une attention particulière sur l'arôme, la saveur et la couleur. Cette cérémonie utilise généralement des thés oolong ou pu-erh et implique l'infusion répétée des mêmes feuilles de thé, chacune révélant une nouvelle couche de complexité gustative.

Conseils Pratiques

- **Réservation à l'avance** : Pour les cérémonies du thé populaires, surtout dans des lieux comme Kyoto ou Beijing, il est conseillé de réserver à l'avance.

- **Tenue appropriée** : Habillez-vous modestement pour respecter la nature solennelle de la cérémonie. Les tenues traditionnelles ou semi-formelles sont préférables.

- **Étiquette** : Informez-vous sur l'étiquette locale spécifique, comme se laver les mains avant la cérémonie, ou comment prendre le bol de thé correctement.

- **Silence et contemplation** : Soyez prêt à rester en silence ou à parler doucement, car ces cérémonies sont souvent méditatives et contemplatives.

Budget

Le coût de participation à une cérémonie du thé peut varier. Au Japon, une session peut coûter entre 20 et 100 euros par personne, selon le prestige du lieu et l'expertise du maître de thé. En Chine, les prix peuvent être légèrement inférieurs, mais cela dépend aussi de la rareté et de la qualité du thé servi.

Période Idéale

Les cérémonies du thé peuvent être assistées tout au long de l'année, mais certaines périodes peuvent améliorer l'expérience :

- **Japon** : Le printemps (mars-avril) pour le sakura (cerisier en fleur) et l'automne (octobre-novembre) pour les feuilles d'automne.
- **Chine** : Le printemps ou l'automne, lorsque les températures sont plus clémentes.

Choses à Savoir

- **Durée** : Une cérémonie peut durer de 30 minutes à plusieurs heures, selon le niveau de détail et de formalité.
- **Implication personnelle** : Dans certains cas, vous pourrez être invité à participer à la préparation du thé, ce qui peut enrichir votre expérience.
- **Variétés de thé** : Renseignez-vous sur les types de thé utilisés pendant la cérémonie pour mieux apprécier les nuances de saveur.

Participer à une cérémonie du thé traditionnelle offre une fenêtre précieuse sur la philosophie et les pratiques culturelles du pays hôte. C'est une occasion d'apprécier l'art du thé tout en vivant une expérience de calme et de réflexion profonde.

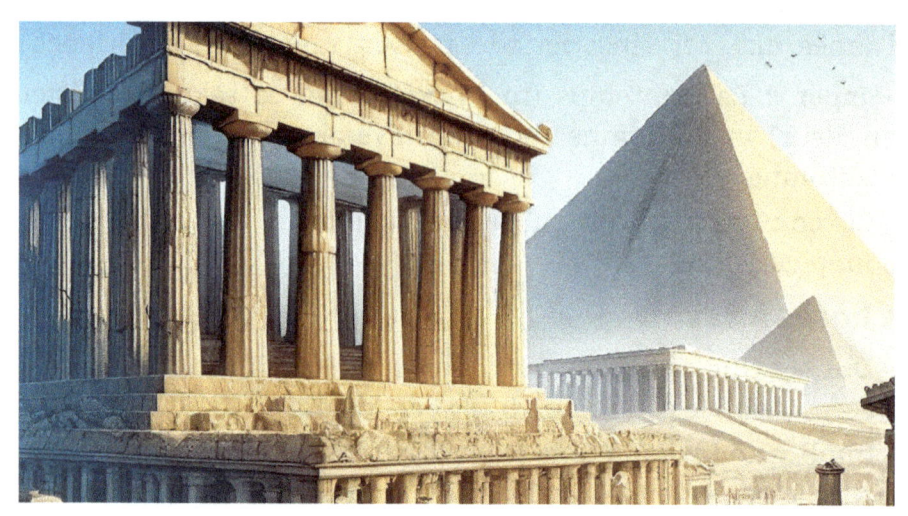

8. VISITER LES SITES ANTIQUES DE LA GRÈCE OU DE L'ÉGYPTE.

Visiter les sites antiques de la Grèce ou de l'Égypte est une plongée fascinante dans l'histoire des civilisations qui ont posé les fondations de la culture, de la politique et de la science modernes. Ces deux pays, riches en monuments et en sites archéologiques, offrent des expériences inoubliables aux amateurs d'histoire, d'archéologie et de culture.

Description Détaillée

Grèce : La Grèce est le berceau de la démocratie, de la philosophie, et des Jeux olympiques. Parmi les sites incontournables, on trouve l'Acropole d'Athènes, avec son Parthénon qui domine le paysage urbain. D'autres sites importants incluent Delphes, ancien sanctuaire du dieu Apollon et célèbre pour son oracle, l'ancienne Olympie, où se tenaient les premiers Jeux olympiques, et le théâtre d'Épidaure, connu pour son acoustique exceptionnelle.

Égypte : L'Égypte évoque des images de pyramides, de pharaons, et de trésors cachés. Les pyramides de Gizeh, dont la grande pyramide de Khéops, sont les seuls survivants des sept merveilles du monde antique. Le complexe de Karnak à Louxor, avec ses colonnades monumentales, et la Vallée des Rois, où se trouvent les tombes de pharaons tels que Toutankhamon, sont des lieux chargés d'histoire.

Conseils Pratiques

- **Planification de l'itinéraire** : Étudiez les sites que vous souhaitez visiter et planifiez votre itinéraire en conséquence. La Grèce et l'Égypte ayant de nombreux sites dispersés, il peut être judicieux de prioriser ceux qui vous intéressent le plus.

- **Visites guidées** : Considérez la possibilité de réserver des visites guidées, surtout pour des sites complexes comme ceux de l'Égypte, où les explications d'un guide qualifié peuvent enrichir votre expérience.

- **Protection contre le climat** : Préparez-vous au soleil intense et à la chaleur, surtout en Égypte. Portez des vêtements légers, un chapeau, des lunettes de soleil, et utilisez régulièrement de la crème solaire.

- **Hydratation** : Emportez toujours de l'eau en quantité suffisante lors de vos visites.

Budget

Le budget dépendra de la durée du séjour, du type d'hébergement, et des activités prévues. En général, pour un voyage de deux semaines :

- **Grèce** : Entre 1500 et 3000 euros, incluant les vols,

l'hébergement, la nourriture, les transports locaux, et les frais d'entrée.

- **Égypte** : Entre 1000 et 2500 euros, incluant les mêmes postes de dépenses. L'Égypte peut être moins chère en termes d'hébergement et de nourriture selon le niveau de luxe choisi.

Période Idéale

- **Grèce** : Le printemps (avril-mai) et l'automne (septembre-octobre) sont idéaux, offrant un climat agréable et moins de touristes.

- **Égypte** : L'hiver (de novembre à février) est préférable, car les températures sont plus clémentes pour explorer les sites en plein désert.

Choses à Savoir

- **Réservations en ligne** : Pour certains sites très fréquentés, il est possible de réserver vos billets en ligne à l'avance pour éviter les longues files d'attente.

- **Respect des règles locales** : Soyez conscient des normes culturelles locales, surtout en Égypte, où le respect des coutumes locales est important pour une interaction harmonieuse avec les habitants.

Explorer les sites antiques de la Grèce et de l'Égypte est plus qu'un voyage touristique; c'est une exploration enrichissante qui vous connecte à l'histoire et à la culture de civilisations qui continuent à influencer le monde aujourd'hui.

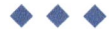

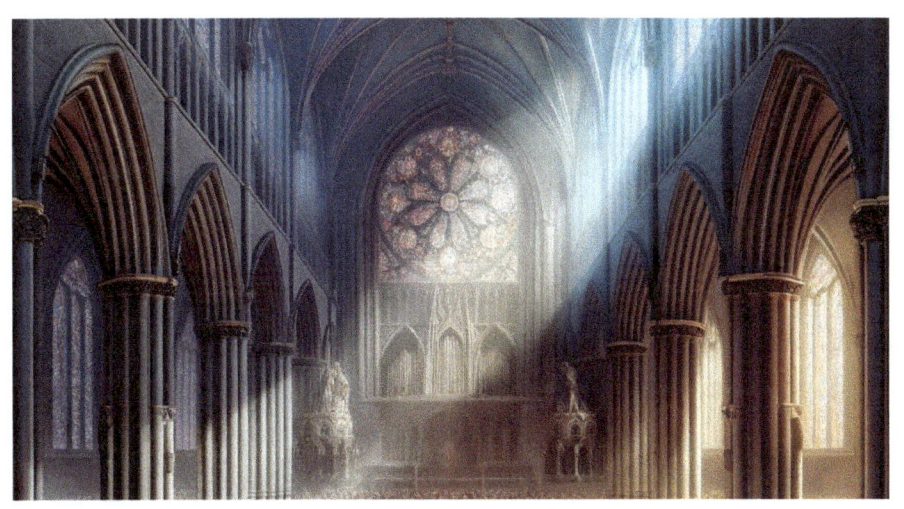

9. ÉCOUTER UN CONCERT DE MUSIQUE CLASSIQUE DANS UNE ÉGLISE OU UN CATHÉDRALE.

É couter un concert de musique classique dans une église ou une cathédrale est une expérience riche en émotions et en histoire. Ces lieux, souvent chargés de significations religieuses et culturelles, fournissent un cadre acoustique exceptionnel qui peut transformer une œuvre musicale en une expérience sublime.

Description Détaillée

Les églises et les cathédrales sont choisies pour les concerts de musique classique en raison de leur architecture impressionnante et de leur acoustique naturelle, qui peut amplifier et enrichir les sons des instruments de manière unique. Le cadre offre non seulement une ambiance visuelle spectaculaire grâce aux vitraux, voûtes et autels ornés, mais aussi une immersion sonore où chaque note résonne avec une profondeur extraordinaire.

Les concerts dans ces lieux peuvent varier de petits ensembles de chambre jouant Bach ou Vivaldi à de grands orchestres présentant des œuvres de Mozart ou Beethoven. Souvent, ces concerts incluent des pièces spécifiquement composées pour être jouées dans des espaces sacrés, comme les messes et les requiems.

Conseils Pratiques

- **Réserver à l'avance** : Les concerts dans des lieux prestigieux peuvent se vendre rapidement, surtout lorsqu'ils sont proposés dans des cadres historiques ou pendant des festivals de musique. Il est prudent de réserver vos billets bien à l'avance.

- **Tenue vestimentaire** : Vérifiez s'il y a des directives spécifiques concernant la tenue vestimentaire, car certains lieux peuvent exiger une tenue formelle ou modeste en respect de leur caractère sacré.

- **Arrivée anticipée** : Arriver tôt vous permettra de choisir un bon siège et de vous imprégner de l'atmosphère du lieu avant le début du concert.

- **S'adapter à l'acoustique** : Soyez prêt pour une expérience acoustique différente. Dans certains cas, la réverbération dans de tels espaces peut être élevée, ce qui affecte la façon dont vous percevez la musique.

Budget

Le coût d'assister à un concert de musique classique dans

une église ou une cathédrale peut varier considérablement. Certains concerts peuvent être gratuits, offerts par la paroisse ou l'organisation du lieu comme un service à la communauté. D'autres peuvent coûter entre 10 et 50 euros, selon la notoriété des musiciens et la nature de l'événement. Des concerts très exclusifs ou des festivals dans des lieux célèbres peuvent coûter plus cher.

Période Idéale

La période idéale pour assister à ces concerts dépend souvent du calendrier liturgique ou des festivals locaux. Les mois d'été et les périodes de Noël sont particulièrement populaires pour ce type d'événements, offrant souvent une programmation riche.

Choses à Savoir

- **Accessibilité** : Vérifiez l'accessibilité du lieu, surtout si vous ou une personne qui vous accompagne avez des besoins spécifiques.

- **Photographies** : La photographie peut être interdite ou restreinte dans certains lieux; renseignez-vous sur la politique du lieu à l'avance.

- **Respect du silence** : Ces concerts se déroulant dans un lieu de culte, il est important de maintenir une attitude respectueuse et silencieuse lors de votre visite.

Assister à un concert de musique classique dans une église ou une cathédrale est plus qu'une simple soirée musicale; c'est une immersion dans une tradition qui lie la musique, l'architecture et la spiritualité. C'est une occasion de vivre la musique classique de la manière la plus touchante et mémorable.

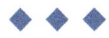

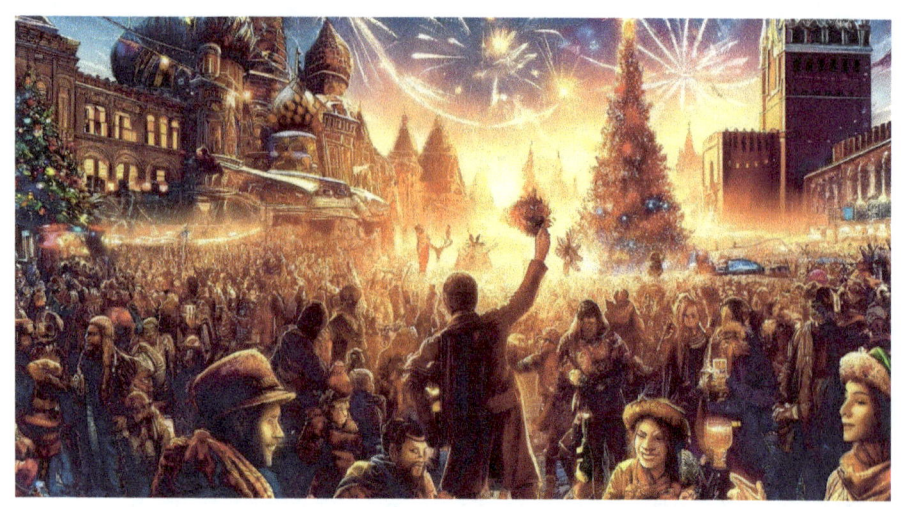

10. CÉLÉBRER UN NOUVEL AN DANS UN PAYS ÉTRANGER.

Célébrer le Nouvel An dans un pays étranger est une expérience exaltante qui permet de découvrir les traditions locales et de vivre une soirée pleine de festivités uniques. Chaque pays a ses propres coutumes pour marquer le passage à la nouvelle année, allant des spectacles de feux d'artifice grandioses aux rituels culturels profonds.

Description Détaillée

La célébration du Nouvel An varie grandement d'un pays à l'autre. À New York, par exemple, le célèbre "ball drop" à Times

Square attire des millions de personnes venant du monde entier. À Sydney, les gens se rassemblent autour du port pour regarder l'un des plus grands spectacles de feux d'artifice au monde. À Tokyo, les gens visitent des temples à minuit pour sonner la cloche 108 fois, éliminant ainsi les 108 désirs terrestres pour purifier l'année à venir, tandis qu'à Rio de Janeiro, les festivités de Copacabana Beach attirent des foules en blanc, offrant des fleurs à l'océan comme offrande à la déesse de la mer.

Conseils Pratiques

- **Planification et réservation anticipées** : Les lieux populaires pour célébrer le Nouvel An sont souvent bondés. Il est conseillé de réserver les vols et l'hébergement plusieurs mois à l'avance pour éviter les prix élevés et les disponibilités limitées.

- **Connaître les traditions locales** : Informez-vous sur les coutumes locales pour célébrer le Nouvel An. Cela peut inclure des vêtements spécifiques, des comportements à adopter, ou même des aliments à consommer pour porter chance.

- **Sécurité** : Les grands rassemblements peuvent être des cibles pour des incidents de sécurité. Soyez conscient de votre environnement et suivez les conseils de sécurité locaux.

- **Transport** : Les services de transport peuvent être limités pendant les festivités du Nouvel An. Vérifiez les horaires à l'avance et envisagez des options de transport alternatives.

Budget

Le budget pour célébrer le Nouvel An à l'étranger peut varier considérablement. En général, vous pouvez vous attendre à dépenser :

- **Vols** : Les prix des billets d'avion peuvent doubler ou même tripler pendant la période des fêtes. Prévoyez un budget conséquent pour le transport.

- **Hébergement** : Les prix des hôtels augmentent souvent pendant le Nouvel An, surtout dans les destinations populaires. Prévoyez un budget de 100 à 500 euros par nuit, selon le niveau de luxe souhaité.

- **Activités** : Certaines activités spéciales comme les dîners de gala ou les croisières de feux d'artifice peuvent coûter de 100 à plusieurs centaines d'euros par personne.

Période Idéale

Bien que le Nouvel An soit célébré le 31 décembre, la période idéale pour réserver votre voyage est plusieurs mois à l'avance, surtout si vous envisagez de visiter des destinations populaires.

Choses à Savoir

- **Effets personnels** : Dans les grands rassemblements, il est sage de minimiser les objets de valeur que vous portez avec vous pour éviter les pertes ou les vols.

- **Célébrations alternatives** : Dans certains pays, le Nouvel An peut être célébré à une date différente, comme le Nouvel An chinois ou le Diwali en Inde, qui peuvent offrir des expériences tout aussi enrichissantes.

- **Climat** : Vérifiez les conditions météorologiques de votre destination. Certaines célébrations, notamment celles en plein air, peuvent être fortement influencées par le temps.

Célébrer le Nouvel An dans un pays étranger est une manière fantastique de vivre des traditions uniques, de rencontrer des gens de tous horizons et de commencer l'année avec une aventure inoubliable. C'est une opportunité pour s'immerger dans une nouvelle culture et voir le monde sous un jour différent.

◆ ◆ ◆

III. EXPÉRIENCES UNIQUES

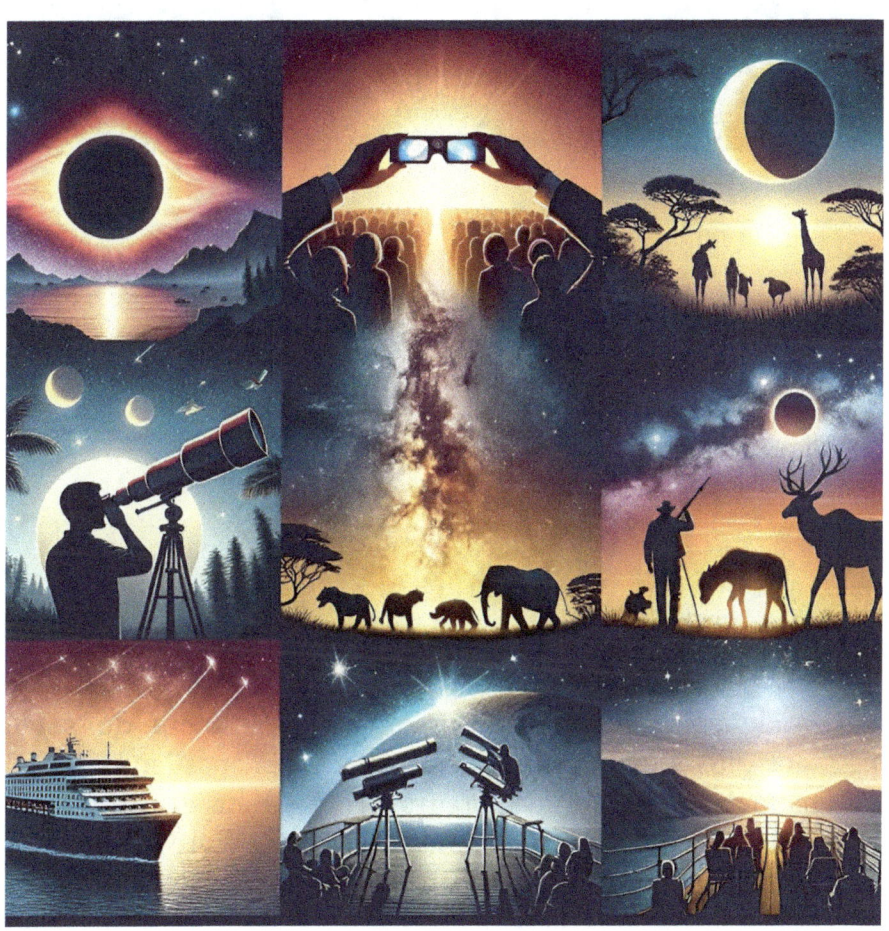

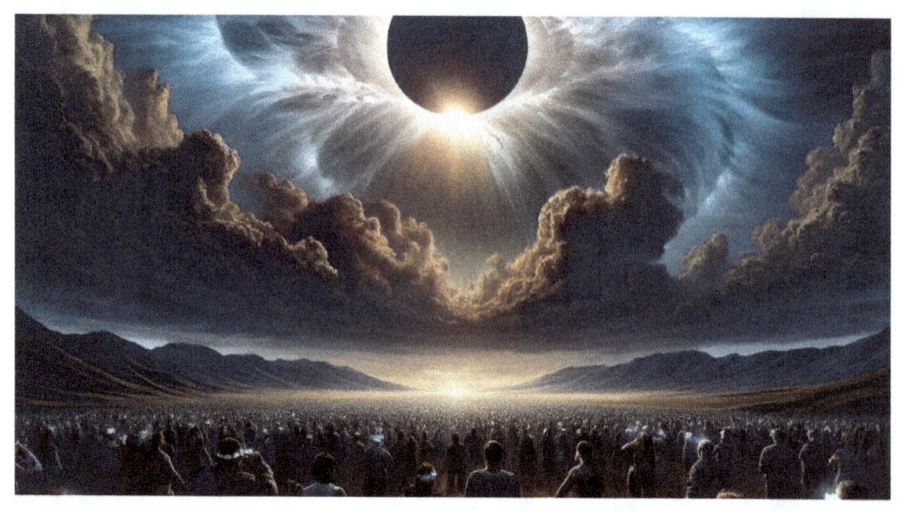

11. VOIR UNE ÉCLIPSE SOLAIRE TOTALE.

Observer une éclipse solaire totale est une expérience extraordinaire, où la lune passe entre la Terre et le soleil, couvrant totalement la lumière du soleil pendant quelques minutes précieuses. Ce phénomène naturel spectaculaire attire des spectateurs du monde entier, offrant une chance unique de voir la couronne solaire et de vivre un moment de nuit en plein jour.

Description Détaillée

Durant une éclipse solaire totale, trois phases principales sont observées : le début de l'éclipse partielle (premier contact), lorsque la lune commence à couvrir le soleil ; la totalité, où le soleil est entièrement caché ; et la fin de l'éclipse partielle (quatrième contact). Le ciel s'assombrit progressivement, les températures chutent légèrement, et les animaux souvent réagissent comme si c'était le crépuscule.

Conseils Pratiques

- **Planification**: Les éclipses solaires totales sont rares dans un lieu donné. Consultez des sites spécialisés pour connaître les dates et les meilleurs lieux d'observation. Planifiez votre voyage longtemps à l'avance, car les hébergements dans les zones d'observation peuvent se remplir rapidement.

- **Protection des yeux**: Il est crucial d'utiliser des lunettes de protection spécialisées pour observer une éclipse. Les lunettes doivent répondre à la norme internationale ISO 12312-2 pour la sécurité solaire.

- **Équipement de photographie**: Si vous souhaitez photographier l'éclipse, vous aurez besoin d'un filtre solaire pour votre appareil photo. Utilisez un trépied pour stabiliser votre appareil pour des expositions longues nécessaires dans la faible lumière.

Budget

Le coût de l'observation d'une éclipse solaire peut varier largement en fonction de la destination. Incluez dans votre budget:

- **Voyage et hébergement**: Les coûts peuvent être élevés, surtout si vous voyagez loin de chez vous. Les prix des hôtels dans les zones d'observation peuvent augmenter considérablement.

- **Équipement**: Outre les lunettes de soleil d'éclipse, si vous achetez du matériel photographique spécialisé, cela peut également augmenter votre budget.

Période Idéale

Les éclipses solaires totales se produisent environ tous les 18 mois quelque part sur la Terre, mais elles ne sont visibles que dans une bande étroite. La NASA et d'autres organisations astronomiques publient des cartes montrant les trajectoires des éclipses plusieurs années à l'avance, ce qui vous aide à planifier où et quand l'observer.

Choses à Savoir

- **Durée**: La totalité d'une éclipse solaire peut durer de quelques secondes à plusieurs minutes, en fonction de votre emplacement exact le long du chemin de l'éclipse.

- **Impact sur la faune**: Soyez attentif à la réaction des animaux qui peuvent être confus par l'obscurité soudaine.

- **Phénomènes associés**: Pendant la totalité, vous pourrez observer la couronne solaire et des phénomènes tels que les perles de Baily, qui sont des points lumineux visibles autour de la lune juste avant et après la totalité.

- **Conditions météorologiques**: Les conditions météorologiques peuvent grandement affecter la visibilité de l'éclipse. Surveillez les prévisions et préparez-vous à vous déplacer si nécessaire.

Observer une éclipse solaire totale est une des expériences les plus impressionnantes de la nature, offrant non seulement un spectacle visuel mais aussi une connexion profonde avec l'immensité de notre univers.

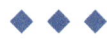

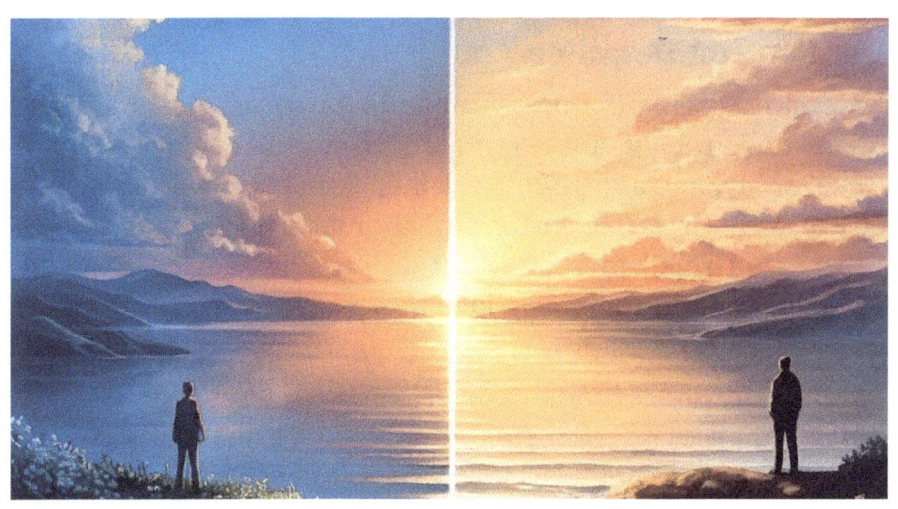

12. ASSISTER AU LEVER DU SOLEIL ET AU COUCHER DU SOLEIL LE MÊME JOUR.

Assister au lever et au coucher du soleil le même jour est une expérience qui permet de commencer et de terminer la journée avec deux des spectacles naturels les plus paisibles et esthétiquement plaisants. C'est une opportunité de réfléchir, de méditer, et d'apprécier la beauté naturelle, tout en étant témoin du rythme quotidien de la terre.

Description Détaillée

Le lever du soleil offre un moment de renouveau, les premières lueurs du jour baignant le monde d'une lumière douce et dorée. C'est l'occasion d'assister au réveil de la nature, avec les chants des oiseaux et la fraîcheur de l'air matinal. En revanche, le coucher du soleil marque la fin de l'activité diurne, avec des couleurs allant du rose au rouge profond, créant une ambiance de calme et de réflexion.

Pour maximiser l'expérience, il est conseillé de choisir des lieux offrant une vue dégagée et panoramique. Les hauteurs comme les collines ou les points de vue côtiers sont idéaux. Pour le lever du soleil, l'est est votre cible, tandis que l'ouest est parfait pour le coucher du soleil.

Conseils Pratiques

- **Planification** : Vérifiez les horaires exacts du lever et du coucher du soleil pour votre localisation spécifique à l'aide d'applications ou de sites web dédiés à la météorologie.

- **Équipement** : Apportez un appareil photo avec un bon zoom pour capturer les détails du soleil. Un trépied peut aider à stabiliser l'appareil pour des images de qualité, surtout dans la faible lumière de l'aube ou du crépuscule.

- **Confort** : Habillez-vous en couches, surtout si vous commencez avant l'aube ou terminez après le crépuscule, car les températures peuvent varier significativement.

- **Ponctualité** : Arrivez sur place au moins 30 minutes avant l'événement pour vous installer et ne pas rater le début du spectacle naturel.

Budget

Il n'y a généralement pas de coût direct associé à l'observation du lever et du coucher du soleil, sauf si vous devez payer pour l'accès à un parc ou un point de vue spécifique. Cependant, si vous devez voyager pour atteindre un point d'observation idéal, incluez les coûts de transport et peut-être même d'hébergement si vous choisissez de rester à proximité la veille ou la nuit suivante.

Période Idéale

La meilleure période pour cette activité dépend du climat local. Idéalement, choisissez une journée claire où les prévisions météorologiques indiquent peu ou pas de nuages pour une visibilité optimale. Les mois de transition entre les saisons (printemps et automne) peuvent offrir des températures plus confortables et des opportunités photographiques plus intéressantes grâce à la position du soleil.

Choses à Savoir

- **Durée du jour** : La durée entre le lever et le coucher du soleil varie selon la saison et la latitude. En été, les jours sont plus longs, surtout dans les régions éloignées de l'équateur.

- **Sécurité personnelle** : Dans certains lieux, notamment isolés, assurez-vous de considérer votre sécurité, surtout si vous prévoyez être sur place avant l'aube ou après le crépuscule.

- **Respect de l'environnement** : Gardez les sites naturels propres en emportant tous vos déchets et en restant sur les sentiers balisés pour protéger la faune et la flore locales.

En conclusion, assister au lever et au coucher du soleil le même jour est une manière simple mais profonde de se connecter avec le cycle naturel de la planète, offrant des moments de paix, de beauté, et d'émerveillement naturel.

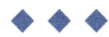

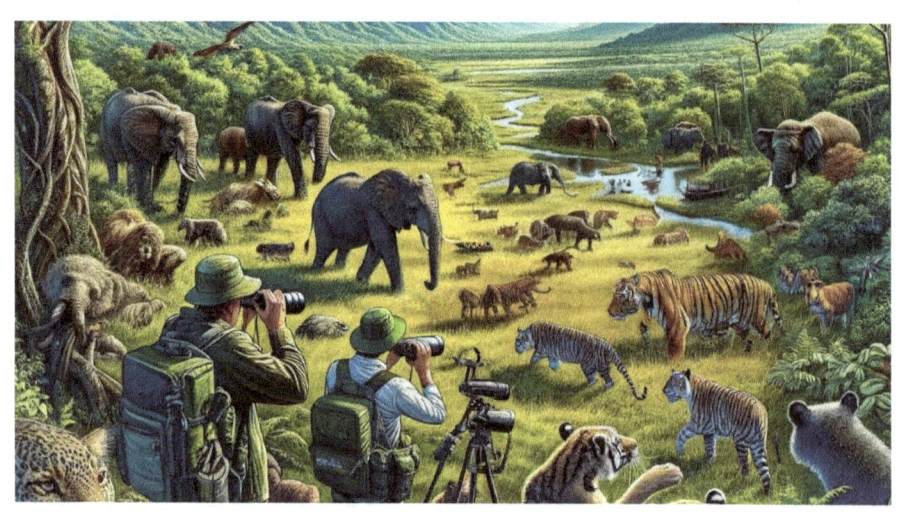

13. OBSERVER DES ANIMAUX SAUVAGES DANS LEUR HABITAT NATUREL.

Observer des animaux sauvages dans leur habitat naturel est une expérience passionnante et enrichissante qui permet de se connecter à la nature et de comprendre la complexité des écosystèmes terrestres. Que ce soit l'observation des oiseaux dans les forêts tropicales, des lions dans la savane africaine, ou des baleines dans les océans, chaque rencontre est unique et offre des perspectives précieuses sur la conservation et la biodiversité.

Description Détaillée

L'observation des animaux sauvages demande patience et respect de leur environnement naturel. Les activités peuvent varier selon l'espèce et le lieu : safaris en jeep en Afrique, randonnées guidées dans les parcs nationaux d'Amérique du Nord, ou excursions en bateau pour voir des animaux marins. Les observateurs peuvent voir des comportements naturels tels que la chasse, la migration, ou des interactions familiales, fournissant une fenêtre fascinante sur la vie des animaux.

Conseils Pratiques

- **Choisir la bonne période** : Les comportements animaux varient au cours de l'année, notamment pour la reproduction, la migration, et la quête de nourriture. Planifiez votre voyage quand les chances de voir des comportements intéressants sont les plus élevées.

- **Engager des guides locaux** : Les guides locaux connaissent le mieux les habitudes des animaux et les zones où vous aurez le plus de chances de les observer tout en respectant les réglementations locales.

- **Utiliser des jumelles et des téléobjectifs** : Pour minimiser les perturbations, observez les animaux à distance avec de bonnes jumelles ou un téléobjectif pour les photographes.

- **Respecter la nature** : Restez sur les sentiers, gardez une distance respectable avec les animaux, et suivez toutes les directives de conservation.

Budget

Le coût de l'observation des animaux sauvages peut varier considérablement selon la destination, le type d'expédition, et la durée du séjour. Par exemple:

- **Safaris en Afrique** : Les safaris peuvent coûter entre 200 et 1000 euros par jour, incluant l'hébergement, les guides, les droits d'entrée dans les parcs, et parfois les repas.

- **Observation des baleines** : Les excursions peuvent coûter de 50 à 200 euros pour quelques heures en mer.

- **Randonnées dans les parcs nationaux** : Moins coûteux, souvent juste le prix d'entrée dans le parc et l'équipement de randonnée.

Période Idéale

La période idéale dépend de l'espèce et du lieu. Par exemple :

- **Afrique** : La saison sèche, quand les animaux se rassemblent autour des points d'eau, est idéale pour les safaris.
- **Arctique et Antarctique** : Les mois d'été sont les meilleurs pour observer les baleines, les phoques, et les oiseaux migrateurs.
- **Amérique du Nord et Europe** : Le printemps et l'automne sont excellents pour l'observation des oiseaux et d'autres animaux sauvages, en raison des migrations et des activités de nidification.

Choses à Savoir

- **Impact sur l'environnement** : L'écotourisme doit être pratiqué de manière responsable pour éviter de perturber les habitats naturels.
- **Législation locale** : Certains animaux sont protégés par des lois strictes qui régulent la manière dont ils peuvent être observés. Informez-vous sur les règlements locaux pour éviter les amendes ou les perturbations écologiques.
- **Préparation physique** : Certaines excursions, comme les randonnées ou les safaris à pied, exigent une bonne condition physique.

Observer des animaux dans leur habitat naturel n'est pas seulement une aventure, c'est une opportunité d'apprendre sur la biodiversité de notre planète et l'importance de la conservation pour protéger ces espèces et leurs environnements pour les générations futures.

◆ ◆ ◆

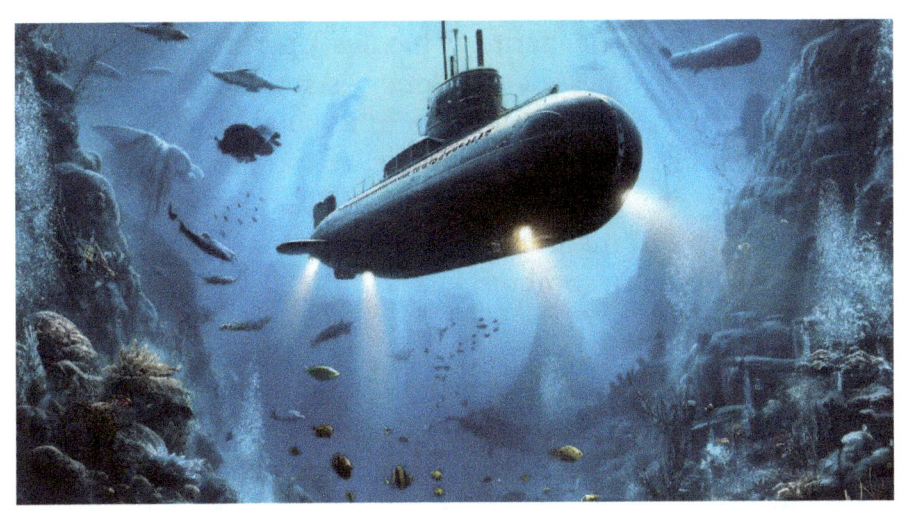

14. EXPLORER LES FONDS MARINS EN SOUS-MARIN.

Explorer les fonds marins en sous-marin est une aventure extraordinaire qui offre une fenêtre unique sur un monde sous-marin souvent inaccessible. Cette expérience permet aux participants de voir de près des écosystèmes marins complexes et des formes de vie que seul un petit pourcentage de personnes a l'occasion d'observer directement.

Description Détaillée

L'expérience de plongée en sous-marin permet d'observer des récifs coralliens, des épaves, et une vie marine abondante à des profondeurs souvent non atteignables par les plongeurs traditionnels. Les sous-marins utilisés pour ces expéditions sont généralement de petits véhicules opérés par un pilote professionnel, équipés de hublots résistants à la pression et parfois de bras manipulateurs pour interagir avec l'environnement. Des équipements de pointe, comme des caméras et des projecteurs, permettent d'illuminer et de filmer le paysage marin, offrant ainsi aux passagers une vue claire même dans les eaux les plus sombres.

Conseils Pratiques

- **Choix de l'opérateur** : Sélectionnez des entreprises réputées qui disposent d'un bon historique de sécurité et de véhicules bien entretenus. Vérifiez les avis et les certifications de sécurité.

- **Condition physique** : Certains opérateurs peuvent avoir des restrictions de santé ou de condition physique pour les participants. Renseignez-vous avant de réserver.

- **Préparation** : Portez des vêtements confortables et évitez les repas lourds avant de plonger pour minimiser le mal de mer.

- **Assurance** : Considérez la souscription d'une assurance voyage qui couvre les activités spécifiques telles que la plongée en sous-marin.

Budget

Le coût d'une plongée en sous-marin peut varier considérablement en fonction de la destination, de la durée de l'expérience et de l'exclusivité du voyage. Les prix peuvent aller de quelques centaines à plusieurs milliers d'euros par personne. Cela inclut souvent l'équipement, l'expertise du pilote, et parfois des commentaires éducatifs sur la vie marine observée.

Période Idéale

La meilleure période pour explorer les fonds marins en sous-marin dépend de la région:

- **Caraïbes et tropiques** : Optez pour la saison sèche quand la visibilité est meilleure, généralement en dehors de la saison des pluies.

- **Régions polaires** : Les mois d'été sont préférables lorsque les glaces sont moins abondantes et que la faune est plus active.

Choses à Savoir

- **Impact environnemental** : Les bons opérateurs de sous-marins s'engagent à minimiser leur impact sur les écosystèmes marins. Ils suivent des itinéraires spécifiques pour éviter de perturber la vie marine.

- **Sécurité** : Les sous-marins sont équipés de systèmes de sécurité rigoureux et doivent répondre à des normes strictes. Les procédures d'urgence sont en place pour gérer les situations inhabituelles.

- **Législation** : La plongée en sous-marin est réglementée par des lois locales et internationales qui visent à protéger à la fois les passagers et l'environnement marin.

Exploration sous-marine en sous-marin n'est pas seulement une aventure palpitante, c'est aussi une occasion d'éducation et de sensibilisation environnementale. Elle permet d'apprécier la complexité de la vie sous-marine et souligne l'importance de sa préservation pour les générations futures.

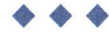

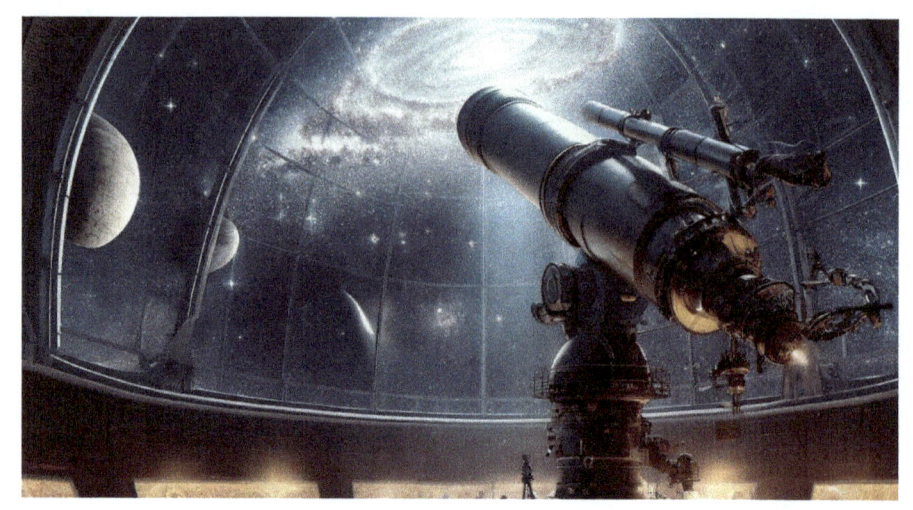

15. OBSERVER LES ÉTOILES DANS UN OBSERVATOIRE.

Observer les étoiles dans un observatoire est une expérience fascinante qui offre un aperçu direct des merveilles de l'univers. Que vous soyez un amateur d'astronomie ou simplement curieux de voir le ciel nocturne d'une manière plus détaillée, visiter un observatoire peut enrichir votre compréhension et votre appréciation du cosmos.

Description Détaillée

Un observatoire est une installation équipée de télescopes et d'autres instruments astronomiques qui permettent d'observer les objets célestes comme les étoiles, les planètes, les galaxies et les nébuleuses. Ces structures sont souvent situées dans des lieux éloignés des lumières de la ville pour minimiser la pollution lumineuse, offrant ainsi une vue claire et dégagée du ciel nocturne.

Les visiteurs peuvent souvent utiliser des télescopes sous la direction de guides ou d'astronomes, qui expliquent ce qui est visible et fournissent des informations sur les différentes constellations, les phases de la lune, les planètes visibles et les phénomènes astronomiques en cours.

Conseils Pratiques

- **Réserver à l'avance** : Beaucoup d'observatoires offrent des soirées d'observation publique qui nécessitent des réservations, surtout pendant les périodes de phénomènes astronomiques intéressants comme les éclipses ou les pluies de météores.

- **Vêtements appropriés** : Comme les observatoires sont souvent situés en altitude où il peut faire froid la nuit, habillez-vous en couches pour rester au chaud pendant les observations prolongées.

- **Éviter la pollution lumineuse** : Si vous apportez une lampe de poche, utilisez un filtre rouge pour éviter d'interférer avec l'adaptation de vos yeux à l'obscurité et celle des autres visiteurs.

- **Connaissance de base** : Un peu de préparation sur les bases de l'astronomie peut enrichir votre expérience. Savoir ce que vous observez ajoute à l'appréciation de l'expérience.

Budget

Le coût de la visite d'un observatoire peut varier. De nombreux observatoires offrent des sessions d'observation gratuites ou pour un petit frais allant de 5 à 20 euros. Cependant, pour les observatoires plus spécialisés ou privés, les prix peuvent être plus élevés, notamment si des guides experts sont inclus dans l'expérience.

Période Idéale

La meilleure période pour visiter un observatoire dépend souvent des conditions météorologiques et des événements astronomiques :

- **Été** : Idéal pour observer la Voie lactée dans de nombreuses régions.

- **Nouvelle lune** : Un ciel sans lune offre les meilleures conditions pour observer les étoiles.

- **Périodes de pluie de météores** : Certaines périodes de l'année, comme les Perséides en août ou les Géminides en décembre, sont particulièrement spectaculaires pour observer les étoiles filantes.

Choses à Savoir

- **Altitude et santé** : Les observatoires sont souvent situés à haute altitude. Si vous avez des problèmes respiratoires ou cardiaques, consultez un médecin avant de planifier votre visite.

- **Photographie** : Renseignez-vous sur les règles concernant la photographie, car certains équipements peuvent être sensibles à la lumière soudaine.

- **Éducation et événements spéciaux** : Beaucoup d'observatoires offrent des programmes éducatifs ou des événements spéciaux autour des événements astronomiques majeurs. Profitez de ces programmes pour apprendre davantage sur l'astronomie.

Observer les étoiles depuis un observatoire est une manière puissante de se connecter avec l'univers et d'apprécier la vastitude de ce qui nous entoure. C'est une activité qui inspire à la fois l'émerveillement et un sentiment d'humilité devant l'immensité de l'espace.

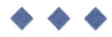

IV. MOMENTS DE CONNEXION

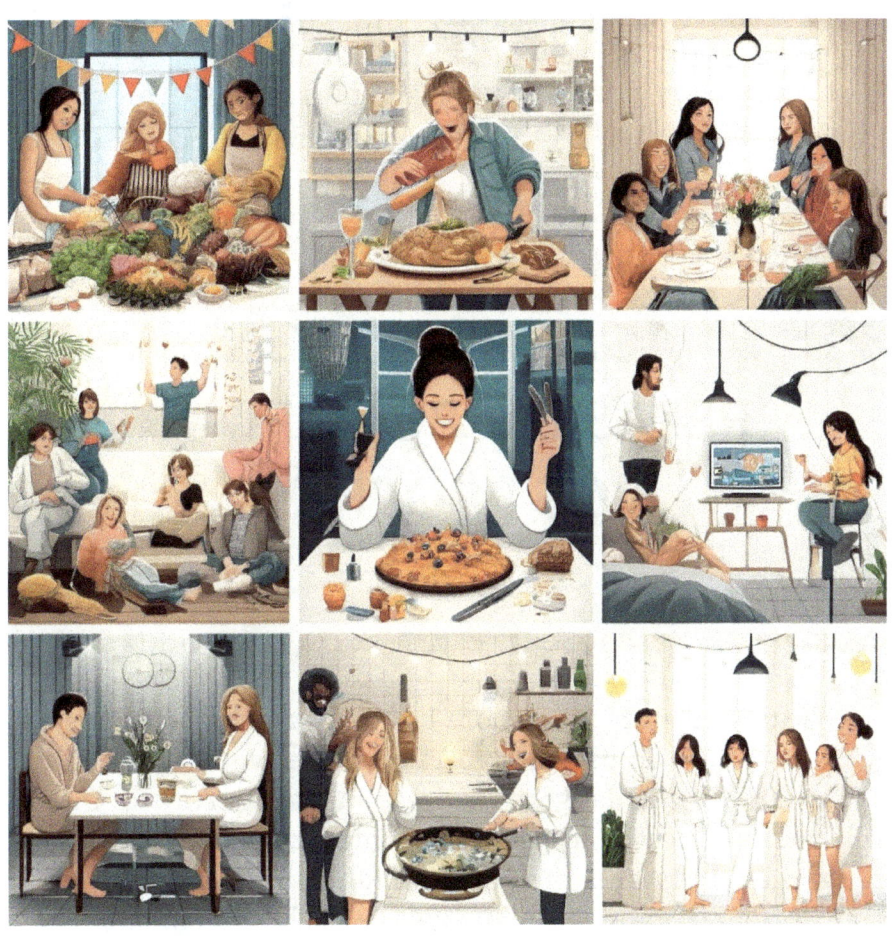

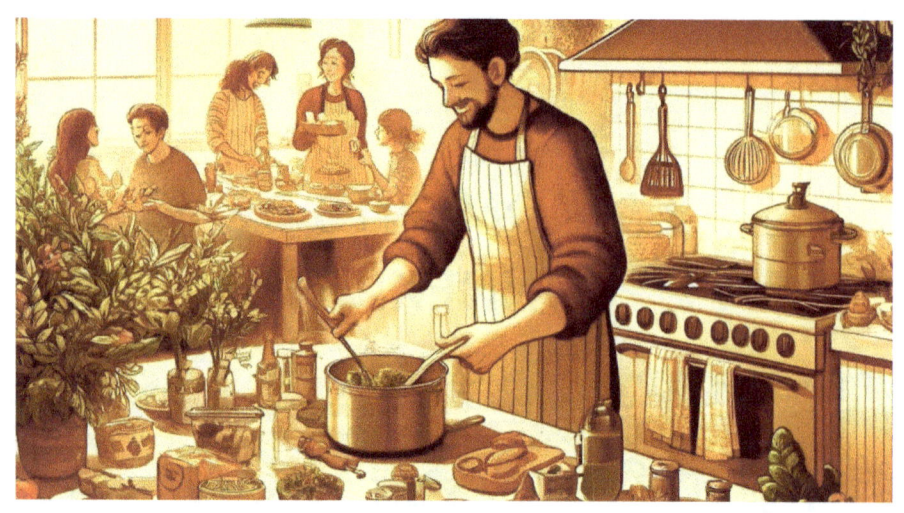

16. CUISINER UN REPAS ÉLABORÉ POUR VOS PROCHES.

Cuisiner un repas élaboré pour vos proches est une belle manière de partager votre amour et votre appréciation à travers le langage universel de la nourriture. Que ce soit pour une occasion spéciale ou simplement pour rassembler la famille et les amis, un repas soigneusement préparé peut transformer un dîner ordinaire en une célébration mémorable.

Description Détaillée

Un repas élaboré peut consister en plusieurs plats, incluant une entrée, un plat principal, et un dessert. L'idée est de choisir des recettes qui non seulement se complètent en termes de goût, mais qui sont aussi visuellement attrayantes. Par exemple, vous pourriez commencer avec une soupe de saison crémeuse, suivie d'un plat principal comme un rôti ou un poisson bien assaisonné accompagné de légumes frais, et terminer avec un dessert riche comme un gâteau au chocolat ou une tarte.

Conseils Pratiques

- **Planification**: Déterminez votre menu plusieurs jours à l'avance. Cela vous donnera suffisamment de temps pour acheter tous les ingrédients nécessaires et vous préparer.

- **Préparation à l'avance**: Préparez autant que possible avant le jour J. Les sauces, les marinades, et certains desserts peuvent souvent être faits à l'avance.

- **Organisation de l'espace de travail**: Gardez votre espace de cuisine propre et organisé. Cela facilitera le processus de cuisson et rendra l'expérience moins stressante.

- **Choix des ingrédients**: Optez pour des ingrédients de saison pour la fraîcheur et un meilleur prix. Si possible, achetez local pour soutenir les producteurs de votre région.

Budget

Le coût de la préparation d'un repas élaboré dépendra grandement des ingrédients que vous choisissez. Par exemple, un menu basé sur des produits de base comme le poulet et les légumes coûtera moins cher qu'un menu incluant des articles comme le steak ou les fruits de mer. En moyenne, prévoyez entre 10 et 50 euros par personne, selon la sophistication des plats.

Période Idéale

Bien qu'il n'y ait pas de période "idéale" pour préparer un repas élaboré, les occasions spéciales comme les anniversaires, les fêtes, ou les réunions de famille sont souvent des moments propices pour cela. Les vacances, en particulier, offrent une excellente opportunité de préparer des plats traditionnels qui plaisent à tous.

Choses à Savoir

- **Allergies et restrictions alimentaires**: Vérifiez à l'avance si vos invités ont des allergies ou des restrictions alimentaires spécifiques.

- **Timing du repas**: Planifiez votre timing pour que chaque plat soit prêt à être servi au meilleur moment. Réfléchissez à la manière de maintenir les plats au chaud si nécessaire.

- **Portions**: Assurez-vous de préparer des portions adéquates pour le nombre d'invités, en tenant compte du fait que les gens peuvent vouloir se resservir.

Cuisiner un repas élaboré nécessite du temps, de la planification, et une exécution soignée, mais le plaisir et les souvenirs partagés en valent largement la peine. C'est l'occasion de montrer vos compétences culinaires tout en passant du temps de qualité avec ceux que vous aimez.

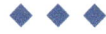

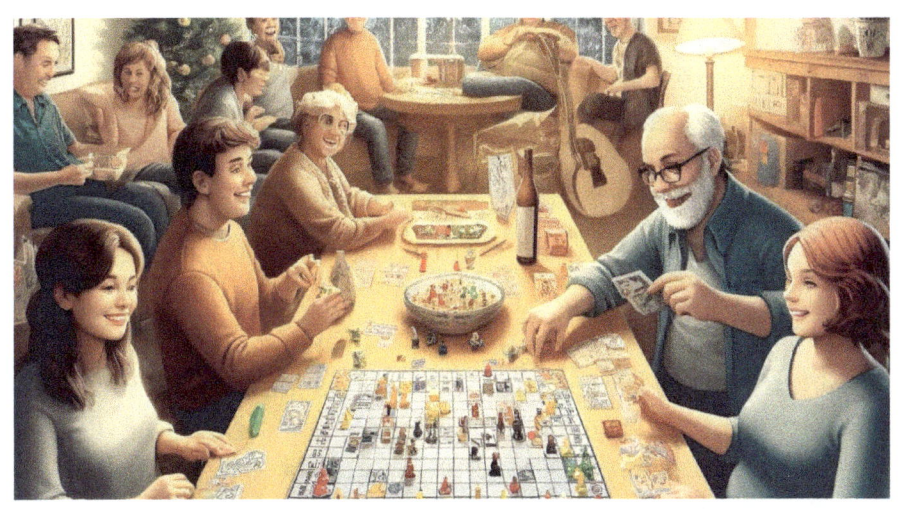

17. ORGANISER UNE SOIRÉE DE JEUX DE SOCIÉTÉ AVEC DES AMIS.

Organiser une soirée de jeux de société est une excellente manière de renforcer les liens, de rire et de s'amuser avec des amis ou des membres de la famille. C'est une activité qui peut être adaptée à tous les âges et à tous les intérêts, offrant une variété d'options, des jeux de stratégie complexes aux jeux de cartes simples, en passant par les classiques familiaux.

Description Détaillée

Une soirée jeux de société implique de rassembler un groupe

de personnes pour jouer à une sélection de jeux pendant plusieurs heures. Vous pouvez choisir des jeux qui encouragent la compétition amicale, la coopération, ou simplement des rires. Idéalement, vous aurez plusieurs jeux disponibles pour s'adapter au nombre de participants et à leurs préférences. Les classiques tels que "Monopoly", "Risk", ou "Cluedo" peuvent côtoyer des nouveautés comme "Catan", "7 Wonders", ou "Codenames".

Conseils Pratiques

- **Invitations** : Déterminez qui vous souhaitez inviter et envoyez des invitations quelques semaines à l'avance. Utilisez des applications de messagerie de groupe pour faciliter les communications.

- **Sélection de jeux** : Choisissez une variété de jeux pour garder les invités engagés. Prenez en compte la durée des jeux, le nombre de joueurs nécessaires, et la courbe d'apprentissage.

- **Espace de jeu** : Assurez-vous d'avoir assez d'espace pour accueillir tous vos invités confortablement. Disposez plusieurs zones de jeu si nécessaire.

- **Boissons et snacks** : Préparez des snacks faciles à manger (comme des chips, des noix, ou des légumes coupés) et une variété de boissons. Les aliments faciles à consumer d'une main sont idéaux pour les soirées jeux.

- **Règles du jeu** : Ayez une bonne connaissance des règles des jeux proposés ou prévoyez des feuilles de règles imprimées pour que les invités puissent les consulter.

Budget

Le budget pour une soirée de jeux de société peut être très modéré. Si vous possédez déjà des jeux, votre principal coût sera les rafraîchissements pour vos invités. Les dépenses peuvent inclure:

- **Jeux** : Si vous avez besoin d'acheter de nouveaux jeux, le coût peut varier de 15 à 60 euros par jeu, en fonction de leur complexité et popularité.

- **Nourriture et boissons** : Selon le nombre d'invités, vous pourriez dépenser de 20 à 100 euros pour des snacks et des boissons.

Période Idéale

Les soirées jeux de société peuvent être organisées tout au long de l'année. Cependant, les périodes froides ou pluvieuses sont particulièrement propices, les gens étant plus enclins à rester à l'intérieur. Les weekends sont idéaux car les invités n'ont généralement pas à se soucier des engagements du lendemain.

Choses à Savoir

- **Adaptabilité** : Soyez prêt à adapter les jeux en fonction du nombre d'invités ou de leur humeur. Certaines personnes préfèrent des jeux plus courts et d'autres des défis plus longs et stratégiques.

- **Dynamique de groupe** : Soyez attentif à la dynamique du groupe. Assurez-vous que tout le monde se sent inclus et que les nouveaux joueurs comprennent les règles.

- **Durée des jeux** : Certains jeux peuvent être très longs; il est utile de le savoir pour pouvoir planifier en conséquence.

Organiser une soirée de jeux de société est une façon peu coûteuse et divertissante de passer du temps de qualité avec des personnes chères, créant des souvenirs durables et renforçant les relations à travers le jeu et le partage.

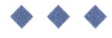

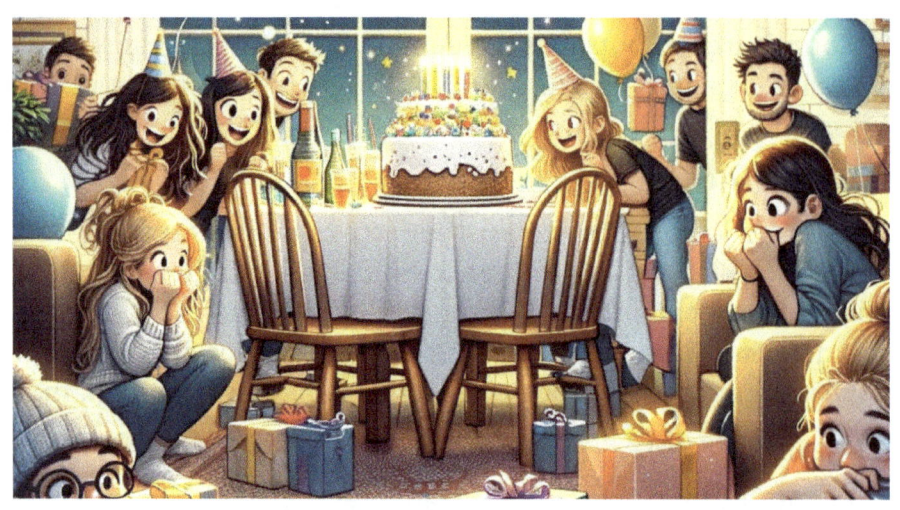

18. ORGANISER UNE FÊTE SURPRISE POUR UN AMI.

Organiser une fête surprise pour un ami est une manière fantastique de montrer votre appréciation et de créer des souvenirs inoubliables. Que ce soit pour un anniversaire, une promotion, ou juste pour montrer combien cette personne est spéciale pour vous, une fête surprise nécessite une planification minutieuse pour assurer que tout se passe sans accroc.

Description Détaillée

La réussite d'une fête surprise repose sur plusieurs éléments clés : la discrétion, la coordination avec les autres invités, le choix du lieu, la préparation des activités et des divertissements, et bien sûr, la personnalisation de l'événement en fonction des goûts de votre ami.

Conseils Pratiques

- **Choix de la date et de l'heure** : Assurez-vous que votre ami est disponible sans éveiller ses soupçons. Vous pouvez coordonner avec sa famille ou d'autres amis pour bloquer son agenda.
- **Liste des invités** : Dressez une liste des personnes à inviter et assurez-vous qu'elles peuvent garder le secret. Utilisez les messageries instantanées ou les e-mails pour communiquer les détails sans risque de divulguer la surprise.
- **Lieu** : Choisissez un lieu qui a du sens pour votre ami ou qui peut facilement accueillir tous les invités. Cela peut être chez quelqu'un, dans un restaurant, ou même un lieu en plein air.
- **Thème et décoration** : Selon les préférences de votre ami, vous pouvez décider d'un thème pour la fête et décorer l'espace en conséquence. Pensez aux ballons, banderoles, et autres éléments décoratifs qui pourraient plaire.
- **Nourriture et boissons** : Planifiez le menu en tenant compte des goûts et des éventuelles restrictions alimentaires de votre ami et des invités. La commande de traiteur ou la préparation de plats fait maison sont des options à considérer.
- **Divertissement** : Prévoyez des activités ou un divertissement qui correspondent aux intérêts de votre ami, comme de la musique, des jeux, ou même un karaoké.

Budget

Le budget pour une fête surprise peut varier largement en fonction de nombreux facteurs, tels que le lieu, le nombre d'invités, la nourriture, et les divertissements. Il est important de définir un budget au préalable et de s'y tenir. Les coûts peuvent aller de quelques dizaines à plusieurs centaines d'euros.

Période Idéale

La période idéale pour organiser une fête surprise dépend de l'occasion. Pour un anniversaire, essayez de planifier la fête le jour même ou le week-end le plus proche. Pour d'autres célébrations, choisissez un moment qui a du sens par rapport à l'événement célébré.

Choses à Savoir

- **Réaction de l'ami** : Assurez-vous que votre ami appréciera la surprise. Certaines personnes préfèrent ne pas être surprises.

- **Plan B** : Ayez toujours un plan B au cas où votre ami commencerait à soupçonner quelque chose ou si des imprévus surviennent.

- **Photos et vidéos** : Assignez à quelqu'un la tâche de capturer les moments de la fête, surtout le moment de la surprise.

- **Transport et logistique** : Pensez à comment votre ami arrivera à la fête et assurez-vous qu'il y a suffisamment de places de parking ou d'arrangements pour le transport si nécessaire.

Organiser une fête surprise demande du temps, de l'effort, et une attention particulière aux détails, mais voir la joie et la surprise sur le visage de votre ami en vaut largement la peine. Avec une bonne planification et un peu de créativité, vous pouvez créer un événement mémorable qui renforcera les liens d'amitié.

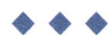

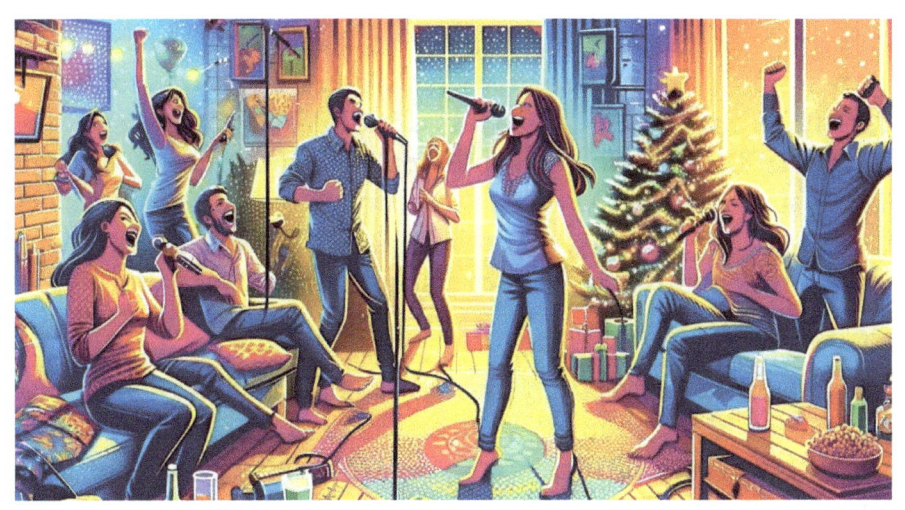

19. ORGANISER UNE SOIRÉE DE KARAOKÉ À DOMICILE.

O rganiser une soirée de karaoké à domicile est une excellente façon de briser la glace, de rire et de profiter d'une soirée divertissante avec des amis ou la famille. C'est l'occasion parfaite pour tout le monde de montrer ses talents vocaux (ou son manque de talent, ce qui peut être tout aussi amusant) en chantant ses chansons préférées dans une atmosphère détendue et conviviale.

Description Détaillée

Une soirée de karaoké à domicile nécessite un peu de préparation en termes de matériel et de choix musical. Vous aurez besoin d'un système de karaoké, qui peut inclure un micro, un haut-parleur, et un moyen de lire les paroles des chansons, souvent via un DVD de karaoké ou une application connectée à votre TV. Assurez-vous que l'espace de votre salon ou de votre salle de jeu est suffisamment grand pour accueillir vos invités et leur permettre de danser ou de se déplacer librement.

Conseils Pratiques

- **Équipement nécessaire** : Investissez dans un bon système de karaoké ou louez-en un. Certains systèmes incluent des micros, des haut-parleurs, et un accès à des bibliothèques de chansons en ligne.

- **Liste de chansons** : Préparez une liste variée de chansons pour satisfaire tous les goûts musicaux. Pensez à inclure à la fois des classiques intemporels et les derniers hits.

- **Aménagement de l'espace** : Dégagez de l'espace pour un « scène de chant » et un espace de danse. Assurez-vous également que les sièges permettent aux invités de voir les performances.

- **Boissons et snacks** : Comme pour toute bonne soirée, préparez des snacks faciles à manger et une variété de boissons pour garder vos invités hydratés et heureux.

- **Éclairage** : Utilisez des lumières douces ou des lampes colorées pour créer une ambiance de fête. Les boules disco ou les lumières de scène ajoutent une touche spéciale.

Budget

Le budget peut varier selon l'équipement que vous possédez déjà et ce que vous devrez peut-être acheter ou louer :

- **Équipement de karaoké** : Un système de karaoké peut coûter entre 50 et 200 euros à acheter. La location peut coûter environ 50 à 100 euros par soirée.

- **Nourriture et boissons** : Selon le nombre d'invités, le coût peut varier de 20 à 100 euros.

Période Idéale

Les soirées de karaoké peuvent être organisées toute l'année, mais elles sont particulièrement populaires pendant les fêtes ou les occasions spéciales comme les anniversaires ou les réunions de famille.

Choses à Savoir

- **Niveau sonore** : Soyez conscient du bruit, surtout si vous vivez en appartement ou si vos voisins sont proches. Il peut être judicieux d'informer les voisins de votre soirée ou de fixer une heure de fin raisonnable pour les performances.

- **Sélection de chansons** : Assurez-vous d'avoir des chansons qui permettent à tous les niveaux de confiance et de compétence de participer. Inclure des duos ou des chansons de groupe peut encourager les timides à se joindre.

- **Règles du jeu** : Définissez des règles de base pour le karaoké, comme « pas de huées », pour maintenir une atmosphère amicale et encourageante.

Une soirée de karaoké à domicile est une manière fantastique de se divertir et de créer des souvenirs durables. Cela encourage les gens à sortir de leur zone de confort, renforce les liens et, surtout, garantit beaucoup de rires et de plaisir.

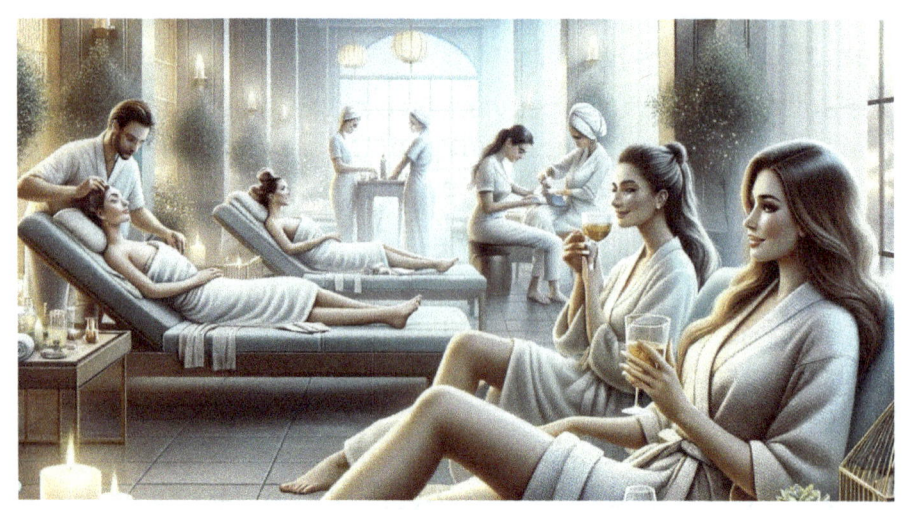

20. FAIRE UNE JOURNÉE DE DÉTENTE AU SPA AVEC DES AMIS.

P asser une journée de détente au spa avec des amis est une excellente façon de se détendre, de se revitaliser et de passer du temps de qualité ensemble. Que ce soit pour célébrer une occasion spéciale ou simplement pour échapper au stress quotidien, une journée au spa offre divers traitements et activités qui peuvent bénéficier à la fois à l'esprit et au corps.

Description Détaillée

Un spa typique propose une gamme de services conçus pour promouvoir le bien-être et la relaxation. Les options incluent souvent des massages, des soins du visage, des enveloppements corporels, des gommages, ainsi que l'accès à des saunas, des hammams, et des bains à remous. Certains spas offrent également des activités de groupe telles que le yoga ou l'aquagym, permettant une expérience partagée renforcée.

Conseils Pratiques

- **Réservation à l'avance** : Les spas peuvent être très demandés, surtout pendant les week-ends ou les vacances. Réservez vos traitements plusieurs semaines à l'avance pour garantir de la place pour tout le groupe.

- **Choix du spa** : Recherchez et choisissez un spa qui correspond aux besoins de votre groupe. Certains spas sont spécialisés dans certaines thérapies ou offrent des environnements plus adaptés aux groupes.

- **Paquets de groupe** : Beaucoup de spas offrent des réductions pour les réservations de groupe ou des forfaits spéciaux qui peuvent inclure plusieurs traitements à un prix réduit.

- **Préférences et allergies** : Assurez-vous que le spa est informé de toutes les allergies ou conditions médicales que vos amis pourraient avoir, afin de personnaliser les traitements en toute sécurité.

Budget

Le coût d'une journée au spa peut varier considérablement en fonction de l'emplacement, des traitements sélectionnés et de la réputation du spa. En général, vous pouvez vous attendre à payer :

- **Basique** : Entre 50 et 100 euros par personne pour l'accès aux installations générales sans traitements supplémentaires.

- **Modéré** : Entre 100 et 250 euros par personne, incluant un ou deux traitements.

- **Luxueux** : 250 euros et plus par personne, surtout si des traitements haut de gamme ou des forfaits spéciaux sont choisis.

Période Idéale

Bien que les spas soient ouverts toute l'année, certaines périodes peuvent être plus propices à une visite :

- **Hors saison** : Visiter un spa pendant la basse saison touristique peut signifier moins de foule et potentiellement de meilleurs tarifs.

- **Jours de semaine** : Choisir un jour en semaine pour une visite au spa peut souvent offrir une expérience plus tranquille et personnalisée.

Choses à Savoir

- **Politique d'annulation** : Vérifiez la politique d'annulation du spa avant de réserver. Certains lieux exigent des frais d'annulation si la réservation est annulée tardivement.

- **Durée des traitements** : Les traitements au spa peuvent durer de 30 minutes à plusieurs heures. Planifiez votre journée en conséquence pour profiter pleinement de chaque moment.

- **Étiquette du spa** : Respectez les règles de silence ou de conversation basse dans les zones de traitement pour maintenir une atmosphère relaxante pour tous les clients.

Une journée au spa avec des amis est une manière indulgente de se détendre et de se reconnecter, offrant une pause bienvenue dans la routine quotidienne tout en favorisant le bien-être personnel et les relations amicales.

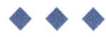

V. SANTÉ ET BIEN-ÊTRE

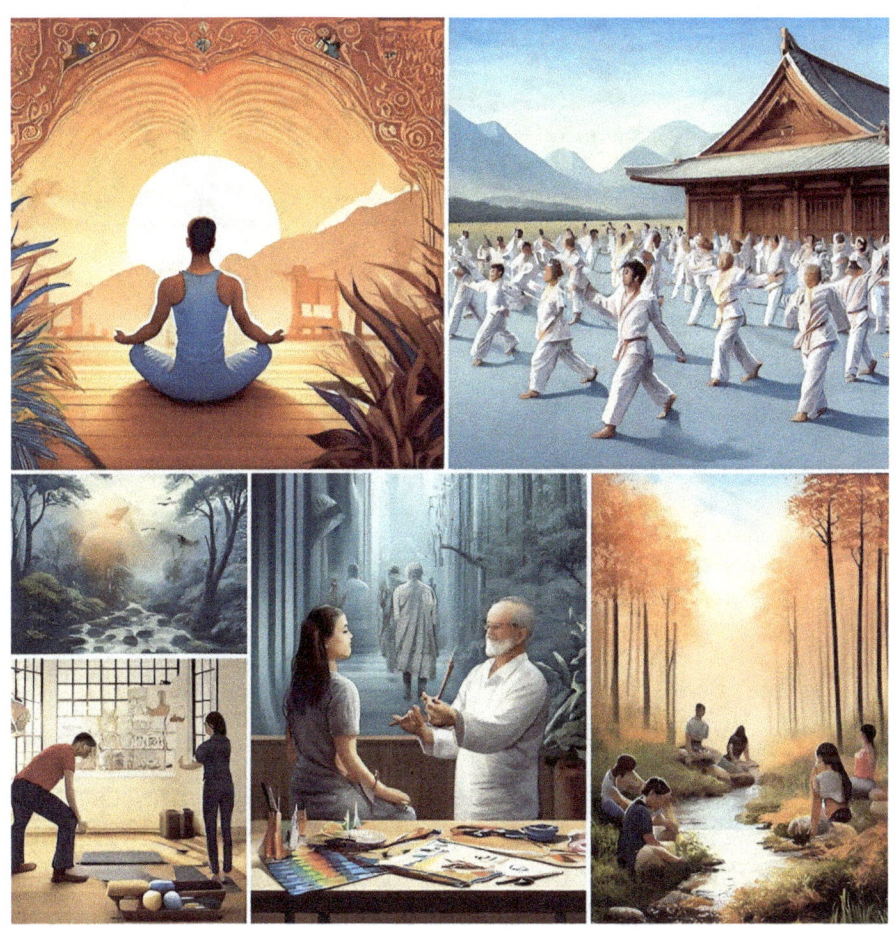

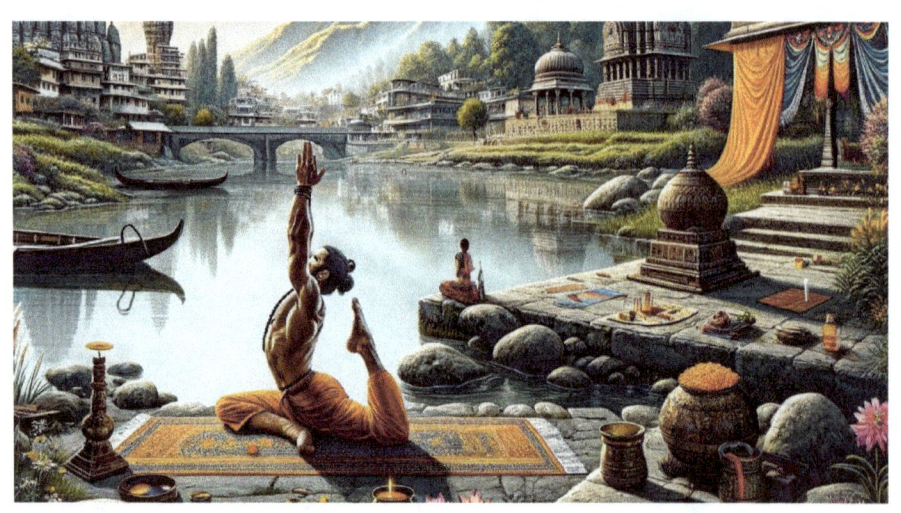

21. PRATIQUER LE YOGA DANS SON PAYS D'ORIGINE, L'INDE.

Pratiquer le yoga en Inde, son pays d'origine, est une expérience capable de provoquer un changement qui combine approfondissement spirituel et découverte culturelle. En Inde, le yoga est plus qu'une simple pratique physique ; il est intégré dans un contexte plus large de philosophie spirituelle qui comprend la méditation, la lecture des textes sacrés et l'adoption d'un mode de vie éthique.

Description Détaillée

En Inde, le yoga est pratiqué dans divers endroits, des ashrams traditionnels aux studios modernes, en passant par des retraites en pleine nature. Les ashrams sont des centres spirituels où les gens vivent, méditent et pratiquent le yoga ensemble, souvent dans un environnement simple et épuré. Ces lieux sont idéaux pour ceux qui cherchent à approfondir leur pratique dans un cadre spirituellement chargé.

Conseils Pratiques

- **Choix de l'ashram ou du centre de yoga** : Recherchez des lieux qui correspondent à vos attentes en matière de confort et de style de yoga. Des endroits comme Rishikesh et Mysore sont célèbres pour leurs écoles de yoga traditionnelles.

- **Réserver à l'avance** : Beaucoup d'ashrams populaires ont des places limitées pour les retraites et les cours. Il est conseillé de planifier et réserver votre place bien à l'avance.

- **Préparation** : Préparez-vous à des conditions de vie potentiellement austères dans les ashrams. Vérifiez ce que le tarif inclut et ce que vous devez apporter, comme des serviettes, des articles de toilette, et votre propre matériel de yoga si préféré.

- **Visa et vaccinations** : Assurez-vous d'avoir un visa valide pour l'Inde et consultez les recommandations sanitaires pour les vaccinations nécessaires ou préconisées.

Budget

Le budget pour une retraite de yoga en Inde peut varier largement en fonction du type d'hébergement et de la durée du séjour. Les coûts typiques sont les suivants :

- **Cours de yoga** : De 5 à 15 euros par session pour les cours hors d'un ashram. Les séjours en ashram peuvent coûter entre 20 et 50 euros par jour, incluant l'hébergement et les repas.

- **Hébergement** : Varie de basique à confortable, avec des prix allant de 10 à 100 euros par nuit.

- **Nourriture** : Manger en Inde peut être très économique, avec des repas complets à partir de quelques euros.

Période Idéale

La meilleure période pour visiter l'Inde pour le yoga dépend de la région :

- **Rishikesh** : Idéalement de février à mai, avant la mousson. Le Festival International de Yoga en mars est un moment fort pour les pratiquants de yoga du monde entier.
- **Sud de l'Inde (comme Mysore)** : Les mois d'hiver de novembre à février sont les plus agréables.

Choses à Savoir

- **Sensibilité Culturelle** : L'Inde est un pays avec une culture riche et diversifiée. Respecter les coutumes locales, notamment en matière de tenue vestimentaire et de comportement dans les lieux sacrés.
- **Langue** : Bien que l'anglais soit largement parlé, apprendre quelques mots d'hindi ou de la langue locale peut enrichir votre expérience.
- **Sécurité** : Comme dans tout voyage, faites attention à vos effets personnels, surtout dans les lieux très fréquentés.

Pratiquer le yoga en Inde est bien plus qu'une simple amélioration de votre flexibilité ou de votre force physique; c'est une immersion dans un chemin de vie qui peut changer votre manière de voir le monde et vous-même.

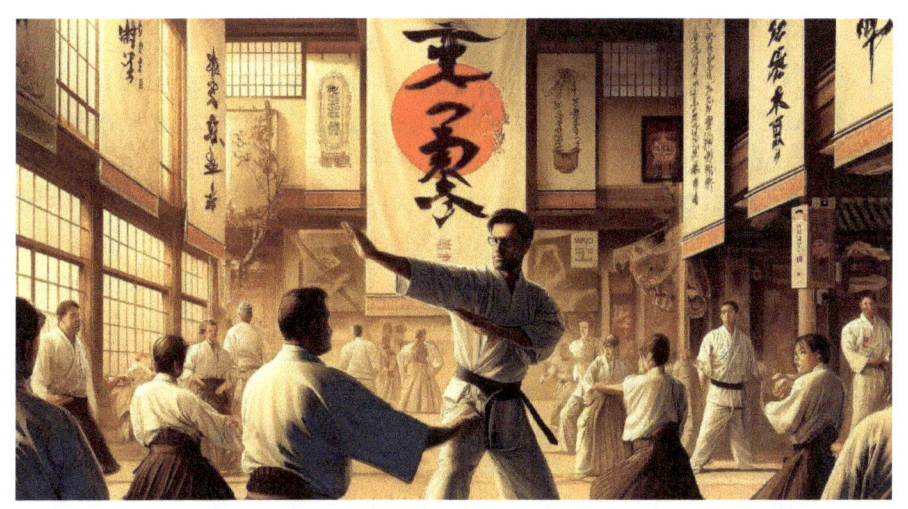

22. APPRENDRE À FAIRE UN ART MARTIAL DANS SON PAYS D'ORIGINE.

Apprendre un art martial dans son pays d'origine est une expérience profondément enrichissante qui allie la pratique physique à une immersion dans la culture et les traditions qui l'entourent. Que ce soit le karaté au Japon, le kung-fu en Chine, le taekwondo en Corée ou le Muay Thai en Thaïlande, chaque art offre une perspective unique sur la discipline, le respect, et la spiritualité.

Description Détaillée

Les arts martiaux sont plus que de simples techniques de

combat; ils intègrent souvent une philosophie, une éthique et des pratiques spirituelles qui enrichissent l'entraînement physique. Apprendre ces disciplines dans leur pays d'origine permet non seulement de maîtriser les techniques, mais aussi de comprendre les contextes culturels et historiques qui les ont façonnés. Les étudiants peuvent s'attendre à apprendre dans des dojos traditionnels, des temples ou des centres de formation spéciaux sous la tutelle de maîtres expérimentés.

Conseils Pratiques

- **Choix de l'école ou du dojo** : Recherchez des écoles réputées qui offrent des programmes pour les étrangers, y compris des cours intensifs qui peuvent durer de quelques semaines à plusieurs mois.

- **Préparation physique** : Assurez-vous d'être en bonne condition physique avant de commencer le programme, car l'entraînement peut être exigeant.

- **Respect des traditions** : Les arts martiaux sont profondément respectueux des traditions. Familiarisez-vous avec les pratiques, les rituels et l'étiquette appropriés pour montrer du respect envers vos instructeurs et pairs.

- **Visa et logement** : Vérifiez les exigences de visa pour votre séjour et organisez votre logement à l'avance, surtout si vous comptez rester pour une longue période.

Budget

Le coût de l'apprentissage d'un art martial à l'étranger peut varier considérablement en fonction du pays, du type d'établissement, et de la durée du programme. Les frais généraux peuvent inclure :

- **Frais de scolarité** : De quelques centaines à plusieurs milliers d'euros, selon l'intensité et la réputation du programme.

- **Logement** : Les coûts peuvent varier de 200 à 1000 euros par mois, selon le niveau de confort et la localisation.

- **Vie quotidienne et transport** : Prévoyez un budget pour la nourriture, les transports locaux, et d'autres dépenses quotidiennes.

Période Idéale

La meilleure période pour s'engager dans un apprentissage à l'étranger dépend du climat et des événements spéciaux ou compétitions qui pourraient enrichir votre expérience. Généralement, évitez les périodes de grande chaleur ou de mousson, typiques de certains pays asiatiques.

Choses à Savoir

- **Langue** : Bien que l'anglais puisse être utilisé dans les grandes écoles, connaître quelques bases de la langue locale peut grandement améliorer votre expérience.

- **Assurance** : Il est conseillé d'avoir une assurance médicale et de voyage adéquate, car les arts martiaux comportent un risque de blessure.

- **Sensibilité Culturelle** : Soyez sensible aux différences culturelles, surtout en matière de hiérarchie et de relations sociales dans le contexte des arts martiaux.

En somme, apprendre un art martial dans son pays d'origine est une aventure qui va bien au-delà de l'entraînement physique. C'est une plongée dans une culture qui valorise la discipline, le respect et la persévérance, offrant des leçons qui restent avec l'étudiant bien après la fin des cours.

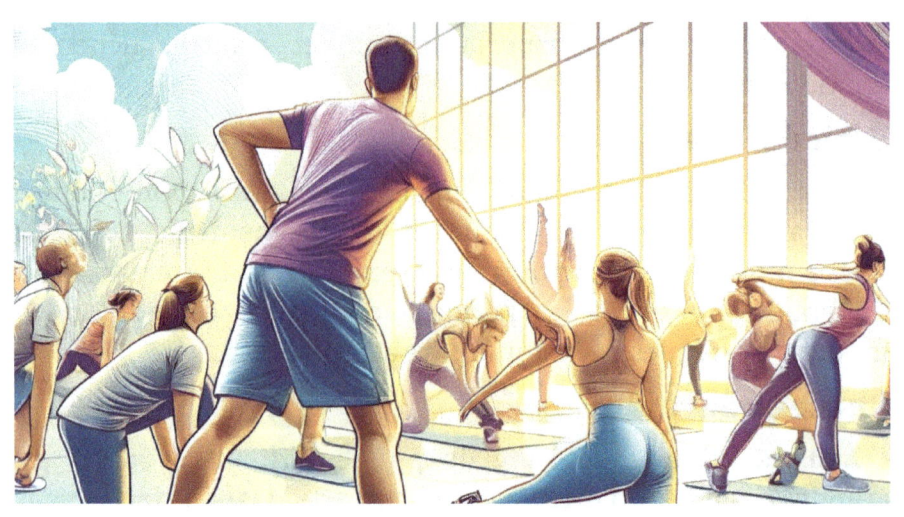

23. ORGANISER UNE SÉANCE DE STRETCHING EN GROUPE.

Organiser une séance de stretching en groupe est une excellente manière de promouvoir la santé, la détente et le bien-être parmi les participants. Le stretching aide à améliorer la souplesse, réduit le risque de blessures et peut même améliorer les performances physiques. Un cours de stretching en groupe est également un moyen de créer un sentiment de communauté et de soutien mutuel.

Description Détaillée

Les séances de stretching en groupe impliquent une série

d'exercices destinés à étirer différentes parties du corps, notamment les muscles des bras, des jambes, du dos et de l'abdomen. Ces exercices peuvent être effectués en utilisant des équipements simples comme des tapis de yoga, des bandes de résistance, ou même juste le poids du corps. Un instructeur guide le groupe à travers diverses poses et étirements, en s'assurant que chacun effectue les mouvements de manière sûre et efficace.

Conseils Pratiques

- **Choix de l'instructeur** : Engagez un instructeur certifié qui possède une expérience dans l'enseignement du stretching ou du yoga. Un bon instructeur peut adapter les séances aux capacités des participants, en s'assurant que les étirements sont effectués correctement pour éviter les blessures.

- **Localisation** : Choisissez un lieu qui est spacieux et confortable. Cela peut être un parc local, une salle de sport, ou même un espace de vie ouvert si le temps ne permet pas une session en extérieur.

- **Équipement** : Fournissez des tapis de yoga ou demandez aux participants de apporter les leurs. Considérez aussi l'achat ou le prêt de bandes de résistance pour diversifier les étirements.

- **Planification des séances** : Organisez les séances régulièrement, comme hebdomadairement, pour encourager la participation continue et le développement de la souplesse sur le long terme.

Budget

Les coûts associés à l'organisation d'une séance de stretching en groupe peuvent varier selon plusieurs facteurs :

- **Instructeur** : Le coût peut varier de 30 à 100 euros par session, selon l'expertise et la réputation de l'instructeur.

- **Location de l'espace** : Si vous devez louer un espace, les prix peuvent varier selon la location et la durée de la location.

- **Matériel** : Les tapis de yoga et les bandes de résistance peuvent représenter un investissement initial si vous choisissez de les fournir.

Période Idéale

La période idéale pour organiser une séance de stretching en groupe dépend de vos préférences et de celles des participants. Les séances matinales peuvent aider à revigorer le corps pour la journée, tandis que les séances en soirée peuvent aider à détendre et décompresser après une longue journée.

Choses à Savoir

- **Niveau de forme physique** : Assurez-vous que les séances sont adaptées à tous les niveaux de forme physique. L'instructeur devrait être capable de proposer des modifications pour les participants moins flexibles.

- **Hydratation et nutrition** : Encouragez les participants à rester hydratés et à manger un petit encas sain avant la séance pour maintenir leur énergie.

- **Feedback** : Recueillez des commentaires après les séances pour ajuster et améliorer les futures sessions.

Organiser une séance de stretching en groupe est non seulement bénéfique pour la santé physique, mais c'est aussi une occasion de renforcer les liens sociaux et de promouvoir un mode de vie actif et sain au sein de votre communauté.

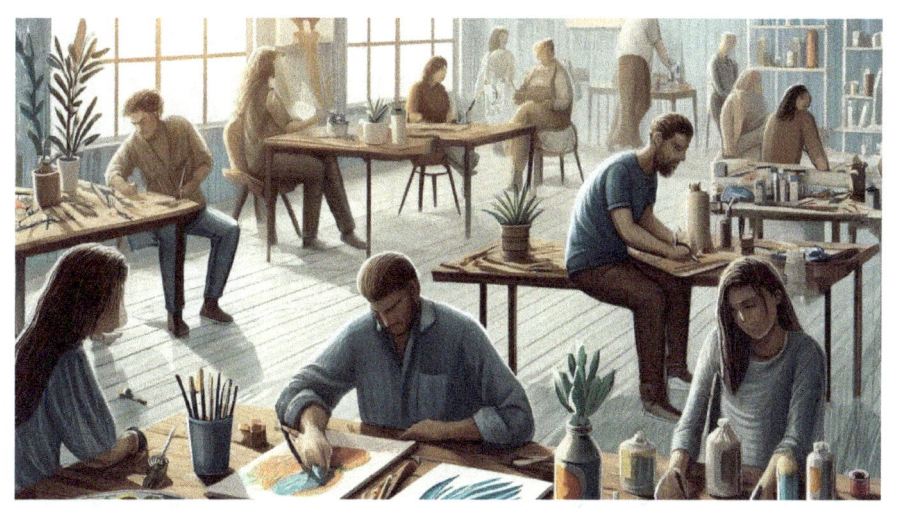

24. PARTICIPER À UNE SÉANCE DE THÉRAPIE PAR L'ART.

Participer à une séance de thérapie par l'art est une méthode puissante et créative pour explorer et exprimer des émotions qui peuvent être difficiles à verbaliser. Cet outil thérapeutique utilise le processus artistique pour améliorer le bien-être mental, émotionnel et physique des individus. Cela peut inclure dessin, peinture, sculpture, ou d'autres formes d'expression artistique.

Description Détaillée

La thérapie par l'art n'est pas centrée sur l'esthétique ou le talent artistique, mais plutôt sur le processus de création. Les participants sont encouragés à visualiser et créer une expression extérieure de leurs pensées et sentiments intérieurs. Cela peut aider à aborder des problèmes tels que le stress, l'anxiété, la dépression, les traumatismes, et bien plus encore. Les thérapeutes par l'art sont formés pour guider les individus à travers ce processus, fournissant un espace sûr pour explorer leurs émotions.

Conseils Pratiques

- **Choix du thérapeute** : Recherchez un thérapeute en art certifié avec une bonne réputation. Il est essentiel que vous vous sentiez à l'aise avec cette personne, car elle vous guidera dans des expériences émotionnelles potentiellement profondes.

- **Préparation personnelle** : Avant de participer à une séance, il peut être utile de réfléchir aux questions ou aux émotions que vous aimeriez explorer.

- **Ouverture d'esprit** : Soyez prêt à vous engager dans le processus sans jugement. L'objectif n'est pas de créer une œuvre d'art parfaite, mais de s'exprimer de manière authentique.

- **Confidentialité** : Tout ce qui est créé ou discuté dans le cadre de la thérapie par l'art est confidentiel, permettant un espace sûr pour l'expression personnelle.

Budget

Le coût d'une séance de thérapie par l'art peut varier :

- **Séances individuelles** : Peuvent coûter entre 50 et 150 euros par heure, en fonction de l'expérience du thérapeute et de la région.

- **Séances de groupe** : Généralement moins coûteuses, elles peuvent varier de 20 à 100 euros par séance et par personne.

Période Idéale

La thérapie par l'art peut être entreprise à tout moment que vous ressentez le besoin d'explorer vos émotions ou de travailler sur votre développement personnel. Cependant, elle peut être particulièrement bénéfique lors des périodes de transition de vie ou lorsque vous faites face à des défis émotionnels spécifiques.

Choses à Savoir

- Efficacité : Des études ont montré que la thérapie par l'art peut réduire significativement le stress et améliorer la santé mentale et émotionnelle.

- Accessibilité : Certaines assurances peuvent couvrir la thérapie par l'art, surtout si elle est prescrite par un médecin comme partie d'un traitement plus large.

- Diversité des médiums : Vous n'avez pas besoin de vous limiter à la peinture ou au dessin. La thérapie par l'art peut inclure l'argile, le collage, la photographie, et d'autres médiums créatifs.

Participer à une séance de thérapie par l'art offre une opportunité unique de se connecter avec vos émotions de manière non verbale, favorisant la guérison et la compréhension personnelle à travers le pouvoir de la créativité.

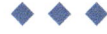

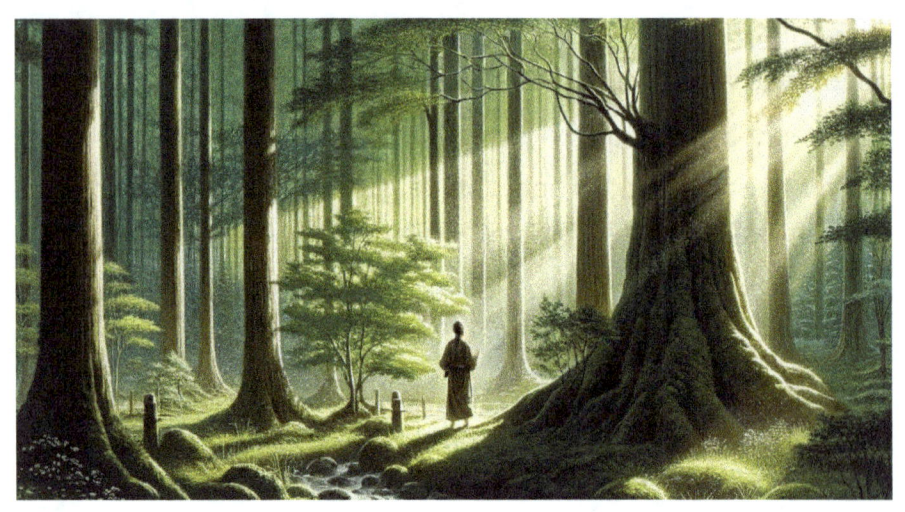

25. FAIRE UNE SÉANCE DE BAINS DE FORÊT (SHINRIN-YOKU).

Pratiquer le Shinrin-yoku, ou bains de forêt, est une méthode thérapeutique japonaise qui implique de passer du temps dans la forêt dans le but de renforcer la connexion avec la nature et d'améliorer le bien-être général. Cette pratique, reconnue pour ses effets bénéfiques sur la santé physique et mentale, invite les participants à absorber l'atmosphère de la forêt à travers tous leurs sens.

Description Détaillée

Le concept de Shinrin-yoku, qui se traduit littéralement par "prendre un bain de forêt", a été développé au Japon dans les années 1980. Il s'agit de se promener lentement dans la forêt, d'être présent et d'ouvrir consciemment tous les sens à l'environnement. Cette immersion dans la nature permet une interaction directe avec le paysage forestier, favorisant une relaxation profonde et une réduction notable du stress. Les phytoncides, substances chimiques émises par les arbres et les plantes, jouent un rôle clé dans les effets bénéfiques des bains de forêt, en améliorant la fonction immunitaire et en réduisant les hormones de stress.

Conseils Pratiques

- **Choix du lieu** : Recherchez des forêts qui offrent un cadre paisible et naturel, idéalement avec des sentiers bien entretenus. Les parcs nationaux ou les réserves naturelles sont des options idéales.

- **Préparation** : Portez des vêtements confortables et appropriés pour la météo, et apportez de l'eau et éventuellement des snacks sains. Laissez derrière vous les appareils électroniques pour minimiser les distractions.

- **Durée de la visite** : Prévoyez au moins deux à trois heures pour votre bain de forêt, permettant ainsi suffisamment de temps pour ralentir et vous immerger dans l'expérience.

- **Activités** : Engagez-vous dans des activités qui renforcent votre connexion avec la nature, comme la respiration consciente, la méditation, ou le yoga doux.

Budget

Participer à un bain de forêt peut être très peu coûteux, surtout si vous choisissez un lieu accessible gratuitement. Si vous optez pour un guide spécialisé en Shinrin-yoku, le coût peut varier de 25 à 100 euros par personne pour une session guidée.

Période Idéale

Le Shinrin-yoku peut être pratiqué toute l'année, mais chaque saison offre une expérience différente :

- **Printemps** : Profitez des températures douces et de la renaissance de la nature.
- **Été** : Bénéficiez de la canopée luxuriante et des longues heures de lumière.
- **Automne** : Admirez les feuilles changer de couleur dans un spectacle de couleurs vives.
- **Hiver** : Expérimentez le calme et la beauté tranquille de la forêt enneigée.

Choses à Savoir

- **Bienfaits** : Des études ont montré que le Shinrin-yoku peut réduire la pression sanguine, le stress, et améliorer l'humeur et l'énergie.
- **Sécurité** : Restez sur les sentiers balisés pour éviter de vous perdre et vérifiez les prévisions météorologiques avant de partir.
- **Respect de l'environnement** : Soyez conscient de l'impact sur l'environnement et laissez la forêt intacte pour que d'autres puissent également en profiter.

Le bain de forêt est une pratique enrichissante qui permet de se reconnecter avec la nature, d'apaiser l'esprit et de revitaliser le corps. En adoptant une approche intentionnelle et respectueuse, vous pouvez maximiser les bienfaits de cette expérience unique.

VI. AVENTURES GASTRONOMIQUES

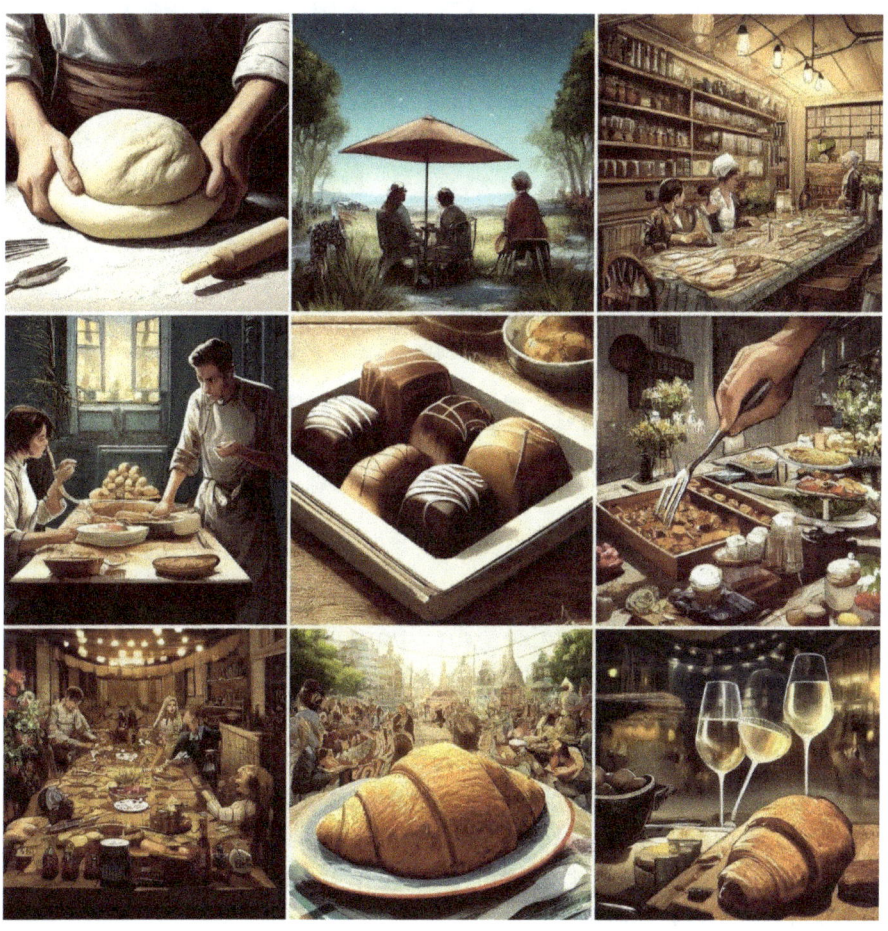

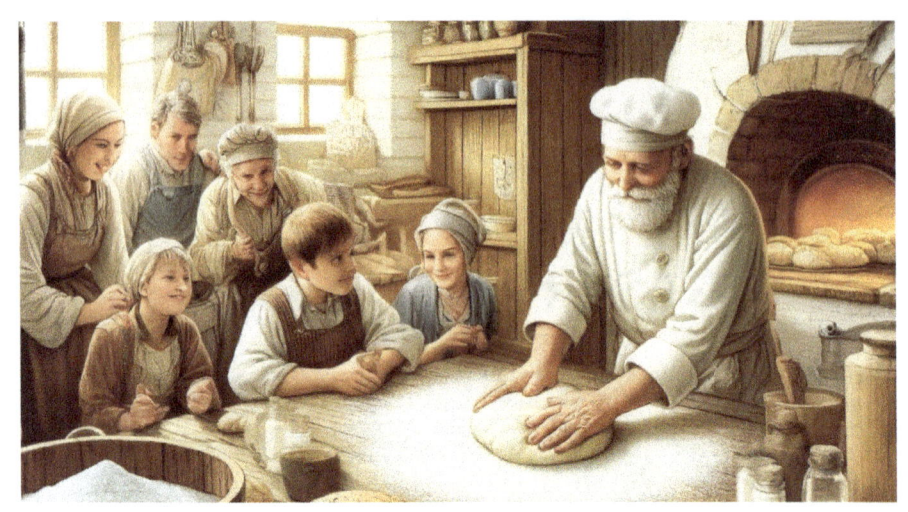

26. APPRENDRE À FAIRE DU PAIN TRADITIONNEL.

A pprendre à faire du pain traditionnel est une compétence enrichissante qui relie les cuisiniers à des millénaires d'histoire culinaire. Le pain, dans ses nombreuses formes, a été un élément de base de l'alimentation humaine à travers le monde. Faire du pain à la maison peut être une expérience à la fois méditative et gratifiante, offrant non seulement une nourriture délicieuse mais aussi un sens profond de l'accomplissement.

Description Détaillée

Faire du pain traditionnel implique plusieurs étapes clés : la préparation de la pâte, la première levée, le façonnage, la seconde levée, et la cuisson. Les ingrédients de base sont simples : farine, eau, levure, et sel. Cependant, les variations de ces ingrédients, ainsi que les techniques de pétrissage et de levée, peuvent varier considérablement, donnant à chaque type de pain sa texture et son goût uniques.

1. Préparation de la pâte : Mélanger les ingrédients secs avant d'ajouter de l'eau tiède pour activer la levure. Le pétrissage est crucial, car il développe le gluten, qui donne au pain sa texture élastique.

2. Première levée : La pâte doit reposer dans un endroit chaud jusqu'à ce qu'elle double de taille. Ce processus permet à la levure de fermenter, ajoutant du volume et des saveurs à la pâte.

3. Façonnage : Après la première levée, la pâte est dégazée, puis façonnée selon la forme désirée.

4. Seconde levée : La pâte façonnée repose une seconde fois, permettant une levée supplémentaire avant la cuisson.

5. Cuisson : La cuisson varie en fonction du type de pain. Certains pains requièrent une source de vapeur dans le four pour développer une croûte croustillante.

Conseils Pratiques

- **Ingrédients de qualité** : Utilisez de la farine de haute qualité et de la levure fraîche pour de meilleurs résultats.

- **Température de l'eau** : L'eau tiède (environ 37°C) est idéale pour activer la levure.

- **Pétrissage** : Ne sous-estimez pas l'importance du pétrissage; il est essentiel pour le développement du gluten.

- **Environnement de levée** : Trouvez un endroit chaud sans courants d'air pour la levée de la pâte.

- **Surveillance de la cuisson** : Chaque four est différent, surveillez votre pain pendant la cuisson pour éviter qu'il ne brûle.

Budget

Le coût de la fabrication du pain à la maison est relativement faible. Les ingrédients de base sont économiques et accessibles. Un budget initial pourrait inclure :

- **Farine** : Peut coûter environ 1 à 3 euros/kg.
- **Levure** : Un petit paquet peut coûter environ 1 euro.
- **Autres équipements** : Des moules à pain, des thermomètres de cuisine et des plaques à pâtisserie peuvent être nécessaires si vous ne les possédez pas déjà.

Période Idéale

La fabrication du pain peut être réalisée tout au long de l'année. Cependant, les mois plus froids sont souvent préférés car les conditions sont meilleures pour la levée de la pâte.

Choses à Savoir

- **Temps de pratique** : La fabrication du pain est autant un art qu'une science. Il peut falloir plusieurs essais pour perfectionner vos techniques.
- **Conservation** : Le pain frais ne contenant pas de conservateurs se périme plus rapidement. Consommez-le sous quelques jours ou congelez-le pour une conservation prolongée.
- **Variétés de pain** : Explorez différentes recettes, comme le pain au levain, qui utilise un levain naturel au lieu de levure commerciale, pour diversifier vos compétences en boulangerie.

Apprendre à faire du pain traditionnel à la maison peut devenir une passion gratifiante qui améliore vos compétences culinaires et enrichit vos repas familiaux.

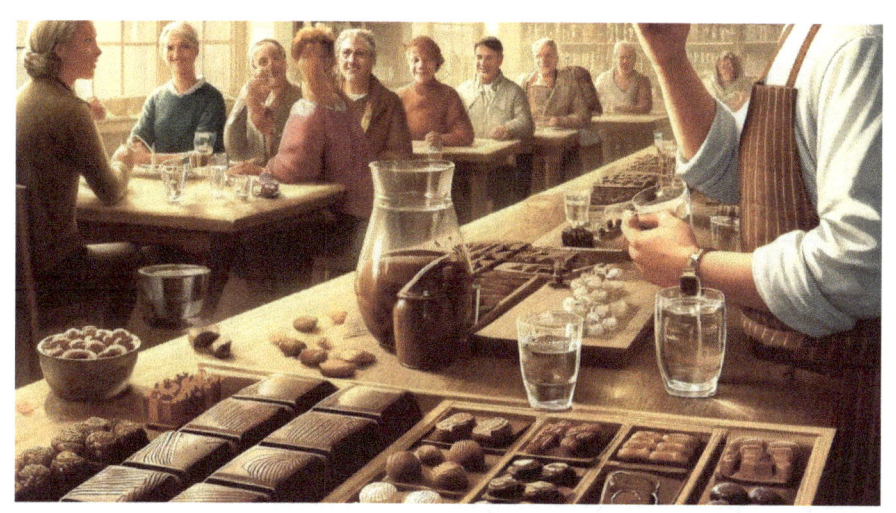

27. FAIRE UNE DÉGUSTATION DANS UNE CHOCOLATERIE LOCALE.

Faire une dégustation de chocolat artisanal dans une chocolaterie locale est une activité exquise qui permet non seulement de savourer une variété de chocolats haut de gamme, mais aussi de découvrir les subtilités et les complexités de ce produit adoré. Ce type de dégustation offre une perspective approfondie sur le processus de fabrication du chocolat, depuis la fève jusqu'à la tablette, tout en mettant en lumière l'art et la science derrière la chocolaterie artisanale.

Description Détaillée

Une dégustation de chocolat implique généralement un assortiment de chocolats, chacun présentant des caractéristiques uniques, telles que des différences de cacao, de terroir, et de techniques de fabrication. Les participants apprennent à identifier les profils de saveur variés, y compris la douceur, l'amertume, l'acidité et les notes aromatiques qui peuvent inclure des fruits, des noix, des épices, et même des herbes. Les chocolateries locales peuvent offrir des visites guidées de leurs installations, expliquant les étapes de la transformation des fèves en chocolat, suivi par une session de dégustation guidée par un chocolatier expert.

Conseils Pratiques

- **Réservation à l'avance** : Les dégustations de chocolat sont souvent en demande, surtout autour des vacances ou des occasions spéciales comme la Saint-Valentin. Il est conseillé de réserver à l'avance.

- **Préparation avant la dégustation** : Évitez de manger des aliments épicés ou fortement aromatisés avant une dégustation pour ne pas altérer votre palais.

- **Hydratation** : Apportez de l'eau pour rincer votre bouche entre les dégustations pour mieux apprécier les différents chocolats.

- **Poser des questions** : Soyez curieux et posez des questions sur les origines des fèves, les techniques de production, et les conseils de conservation.

Budget

Le coût d'une dégustation de chocolat peut varier en fonction de la chocolaterie, de la durée de la session, et de l'exclusivité des chocolats offerts. En général, les prix peuvent varier de 10 à 50 euros par personne. Certaines chocolateries haut de gamme peuvent offrir des dégustations plus exclusives avec des chocolats rares à des prix plus élevés.

Période Idéale

Bien que les dégustations de chocolat puissent être appréciées toute l'année, elles peuvent être particulièrement agréables durant les mois plus frais, où le chocolat moins susceptible de fondre peut être manipulé et stocké plus facilement. Les périodes autour des fêtes, comme Noël, la Saint-Valentin et Pâques, sont aussi populaires pour les dégustations de chocolat, offrant des thèmes saisonniers et des créations spéciales.

Choses à Savoir

- **Variété de chocolat** : Le chocolat vient dans de nombreuses formes, incluant le noir, le lait, le blanc, et même des variétés plus récentes comme le chocolat rubis.

- **Santé** : Le chocolat noir en particulier est riche en antioxydants et peut offrir des avantages pour la santé, tels que l'amélioration de la santé cardiaque et une augmentation de la sérotonine.

- **Impact éthique** : Renseignez-vous sur l'origine du chocolat. De nombreuses chocolateries s'engagent dans des pratiques équitables et durables, soutenant les communautés de cultivateurs de cacao.

Participer à une dégustation de chocolat artisanal est non seulement une activité plaisante mais aussi éducative, qui peut augmenter votre appréciation pour ce délice complexe et polyvalent. C'est une excellente manière de soutenir les artisans locaux tout en se livrant à des plaisirs gourmands.

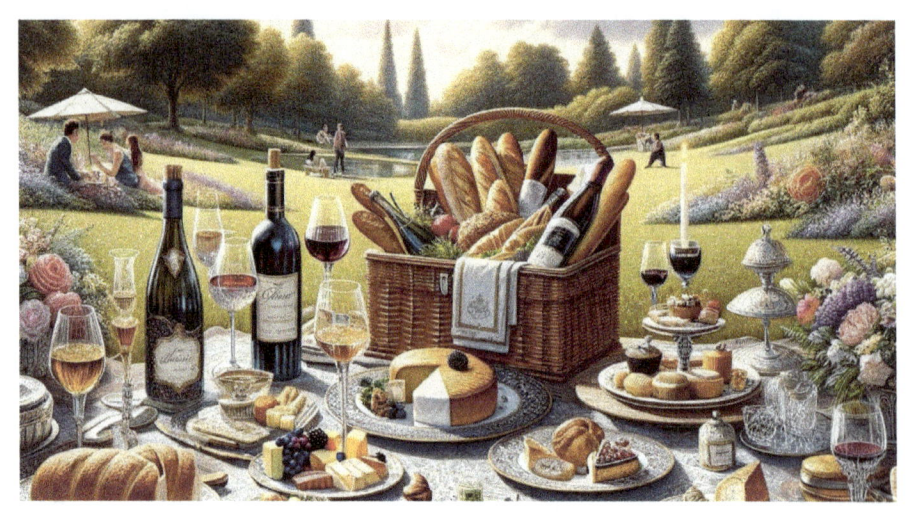

28. ORGANISER UN PIQUE-NIQUE GASTRONOMIQUE AVEC DES VINS FINS.

Organiser un pique-nique gastronomique est une manière élégante de combiner l'amour de la nature avec le plaisir de la haute cuisine. Ce type d'événement allie les délices de plats raffinés et de vins fins en plein air, offrant une expérience mémorable et sophistiquée pour tous les participants.

Description Détaillée

Un pique-nique gastronomique se distingue d'un pique-nique ordinaire par la qualité et la sophistication de la nourriture et des boissons servies. Au lieu des sandwiches habituels et des chips, pensez à des mets tels que des canapés délicats, des charcuteries fines, des fromages artisanaux, et des desserts élaborés. Les plats sont souvent accompagnés de vins fins sélectionnés pour compléter les saveurs des aliments. La présentation est également clé, avec l'utilisation de vaisselle chic, de nappes élégantes et de verres appropriés pour chaque type de vin.

Conseils Pratiques

- **Planification du menu** : Choisissez des plats qui se transportent bien et qui peuvent être consommés à température ambiante, comme des quiches, des salades gourmandes, ou des tartes fines. Prévoyez une variété pour satisfaire tous les goûts et préférences alimentaires.

- **Choix du vin** : Consultez un sommelier ou faites des recherches pour sélectionner des vins qui se marient bien avec les plats prévus. Pensez à inclure à la fois des vins blancs, rouges, et peut-être un champagne pour ajouter une touche festive.

- **Emballage et transport** : Utilisez des conteneurs hermétiques pour éviter les déversements. Des glacières ou des sacs isothermes sont essentiels pour garder les aliments et les boissons à la bonne température.

- **Lieu** : Choisissez un lieu pittoresque mais pratique, comme un parc local ou le bord d'un lac. Assurez-vous que l'endroit autorise la consommation d'alcool si vous prévoyez d'apporter du vin.

- **Confort** : N'oubliez pas le confort de vos invités. Apportez des coussins, des chaises pliantes, et peut-être un parasol ou un auvent pour l'ombre.

Budget

Le coût d'un pique-nique gastronomique peut varier

considérablement en fonction de la qualité des ingrédients et du vin choisis. Un budget typique pourrait se décomposer comme suit :

- **Nourriture** : 20 à 50 euros par personne, selon la sophistication des plats.
- **Vin** : 15 à 30 euros par bouteille, en fonction de la sélection.
- **Accessoires** : L'achat de nappes, de vaisselle réutilisable et de verres à vin peut nécessiter un investissement initial si vous ne possédez pas déjà ces articles.

Période Idéale

Le printemps et l'été sont des moments idéaux pour un pique-nique gastronomique, profitant du beau temps et des températures agréables. Cependant, l'automne peut également offrir un cadre magnifique et moins de foules dans les espaces publics.

Choses à Savoir

- **Législation locale** : Vérifiez les règlements locaux concernant la consommation d'alcool dans les espaces publics.
- **Sécurité alimentaire** : Soyez conscient des pratiques de sécurité alimentaire, surtout pour les aliments qui nécessitent une réfrigération.
- **Impact environnemental** : Pratiquez le "leave no trace" (Ne laissez pas de trace) en nettoyant soigneusement après votre pique-nique pour préserver la beauté du site.

Un pique-nique gastronomique est une façon splendide de célébrer des occasions spéciales ou simplement de profiter d'un repas exceptionnel dans un cadre naturel. Avec une préparation minutieuse et une attention aux détails, il peut offrir une expérience culinaire inoubliable.

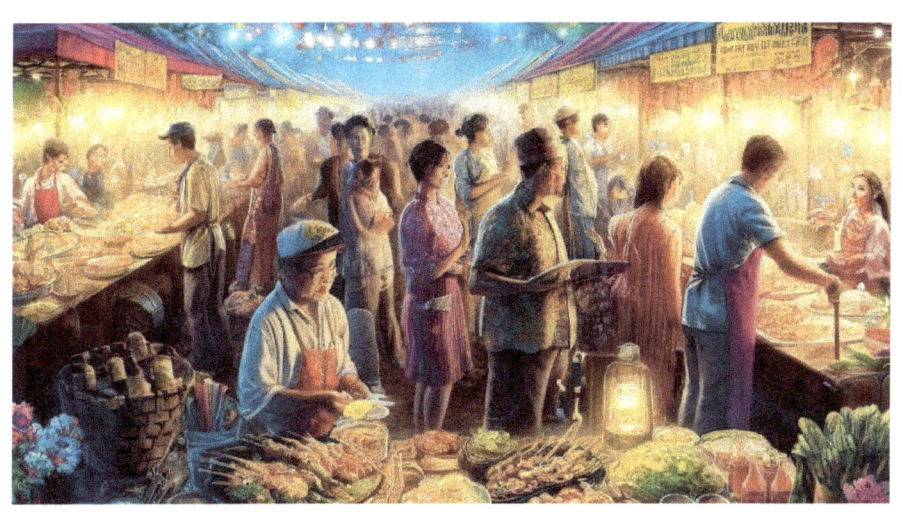

29. EXPLORER LES SAVEURS DE LA CUISINE DE RUE EN VISITANT UN MARCHÉ NOCTURNE.

Explorer les saveurs de la cuisine de rue en visitant un marché nocturne est une aventure culinaire palpitante qui permet de découvrir les goûts, les odeurs et l'ambiance d'une culture à travers ses mets les plus accessibles et populaires. Les marchés nocturnes, fréquents en Asie mais présents dans de nombreuses autres parties du monde, offrent une expérience sensorielle riche qui mélange cuisine traditionnelle et créations innovantes.

Description Détaillée

Un marché nocturne est souvent un kaléidoscope de stands colorés, de vendeurs ambulants et de petits restaurants éphémères alignés dans des rues ou des places publiques. Ces marchés vendent une variété de plats cuisinés sur place, allant des grillades de viandes et de fruits de mer à des plats végétariens, des desserts innovants et des boissons rafraîchissantes. Typiquement, les visiteurs peuvent se promener d'un stand à l'autre, goûtant à des portions petites et abordables, ce qui permet de savourer une grande variété de plats en une seule visite.

Conseils Pratiques

- **Sélection du marché** : Faites des recherches sur les marchés les plus réputés de la région que vous visitez. Certains marchés sont connus pour des spécialités spécifiques, alors que d'autres offrent un large éventail de cuisines.

- **Hygiène** : Faites attention à la propreté des stands. Optez pour ceux où la nourriture est préparée devant vous et où les normes d'hygiène semblent élevées.

- **Heure d'arrivée** : Arrivez tôt pour éviter la foule principale et pour avoir le premier choix des plats frais, bien que certains marchés puissent réellement prendre vie plus tard dans la soirée.

- **Petit changement** : Apportez suffisamment de monnaie pour faciliter les transactions rapides.

- **Tenue appropriée** : Habillez-vous confortablement et préparez-vous à marcher beaucoup. Une tenue décontractée et des chaussures confortables sont recommandées.

Budget

Le budget pour un repas au marché nocturne est généralement modeste. Vous pouvez vous attendre à dépenser entre 5 et 20 euros par personne, ce qui vous permet de goûter à divers plats. Le coût exact dépendra de votre appétit et des prix locaux, qui varient considérablement d'un pays à l'autre et même d'un marché à l'autre.

Période Idéale

La meilleure période pour visiter un marché nocturne dépend largement du climat local. Dans les climats tropicaux, par exemple, la saison sèche est idéale car le temps est moins humide et il y a moins de risque de pluie perturbant votre visite. Les mois d'été, avec leurs longues soirées, sont parfaits dans les climats plus tempérés.

Choses à Savoir

- **Culture locale** : Les marchés nocturnes sont souvent des lieux de socialisation, donc attendez-vous à une atmosphère animée et parfois bruyante.
- **Allergies et sensibilités** : Si vous avez des restrictions alimentaires ou des allergies, renseignez-vous sur les ingrédients avant de manger, bien que la barrière de la langue puisse parfois rendre cela difficile.
- **Sécurité** : Gardez un œil sur vos effets personnels, car les marchés populaires peuvent aussi attirer des pickpockets.

Visiter un marché nocturne pour explorer la cuisine de rue est une façon immersive de connaître la culture gastronomique locale. C'est une aventure culinaire qui satisfera non seulement votre palais mais enrichira également votre compréhension des traditions et des innovations culinaires de la région.

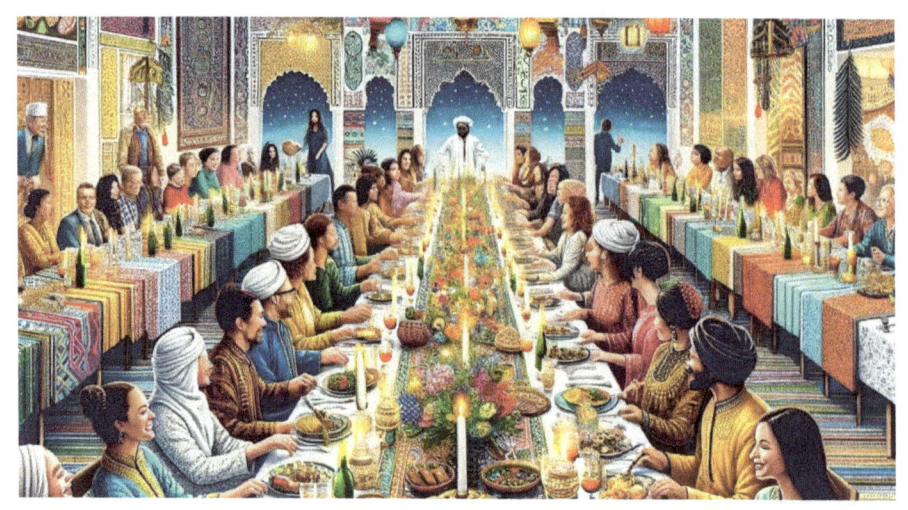

30. ORGANISER UN DÎNER À THÈME INSPIRÉ D'UNE CUISINE DU MONDE.

Organiser un dîner à thème inspiré d'une cuisine du monde est une excellente façon de transporter vos invités dans un autre pays ou une autre culture le temps d'une soirée. Que vous choisissiez les saveurs épicées de l'Inde, l'élégance rustique de la France, ou les délices vibrants du Mexique, chaque cuisine offre des éléments uniques à explorer et à partager.

Description Détaillée

Un dîner à thème doit encapsuler non seulement les saveurs

mais aussi l'ambiance du pays choisi. Cela implique la préparation de plats authentiques, la décoration qui reflète les couleurs et les motifs culturels, et même la musique qui complète l'atmosphère. Par exemple, pour un dîner à thème italien, vous pourriez servir un assortiment de plats italiens régionaux, décorer avec des nappes à carreaux rouge et blanc, et jouer de la musique classique italienne en arrière-plan.

Conseils Pratiques

- **Recherche et planification** : Informez-vous sur la cuisine et les traditions culturelles du pays que vous souhaitez représenter. Planifiez votre menu en choisissant des plats qui peuvent être préparés à l'avance pour minimiser le stress le jour de l'événement.

- **Décoration** : Adaptez votre espace pour qu'il reflète le thème. Utilisez des éléments décoratifs qui évoquent le pays, comme des lanternes pour un thème marocain ou des bambous pour un thème japonais.

- **Musique et divertissement** : Sélectionnez de la musique qui complète l'ambiance. Pour un dîner japonais, par exemple, de la musique traditionnelle japonaise peut ajouter une touche authentique.

- **Invitations** : Envoyez des invitations qui correspondent au thème pour exciter les invités à l'avance. Incluez des suggestions de tenue si vous souhaitez que les invités s'habillent de manière thématique.

Budget

Le coût d'un dîner à thème peut varier largement en fonction du menu et de la décoration :

- **Nourriture** : De 5 à 30 euros par personne, selon les ingrédients nécessaires pour les plats choisis.

- **Décoration** : Peut varier de 20 à 100 euros, en fonction de ce que vous avez déjà et de ce que vous devez acheter.

- **Musique et autres divertissements** : Peut souvent être couvert à peu de frais si vous utilisez votre propre équipement ou des services de streaming.

Période Idéale

Les dîners à thème peuvent être organisés tout au long de l'année, mais vous pouvez les aligner avec certaines dates pour leur donner plus de signification, comme un dîner chinois lors du Nouvel An chinois, ou un festin mexicain pour le Cinco de Mayo.

Choses à Savoir

- **Allergies alimentaires** : Vérifiez les allergies de vos invités à l'avance pour vous assurer que tout le monde peut profiter du repas en toute sécurité.

- **Adaptation des recettes** : Soyez prêt à adapter les recettes en fonction de la disponibilité locale des ingrédients sans compromettre l'authenticité.

- **Histoire et culture** : Apprenez un peu sur l'histoire et les coutumes culturelles associées à la cuisine pour enrichir l'expérience de vos invités.

Organiser un dîner à thème inspiré d'une cuisine du monde est non seulement une occasion de déguster de délicieux plats, mais c'est aussi un moyen d'élargir vos horizons culinaires et ceux de vos invités, tout en profitant d'une soirée mémorable.

VII. MOMENTS DE RELAXATION

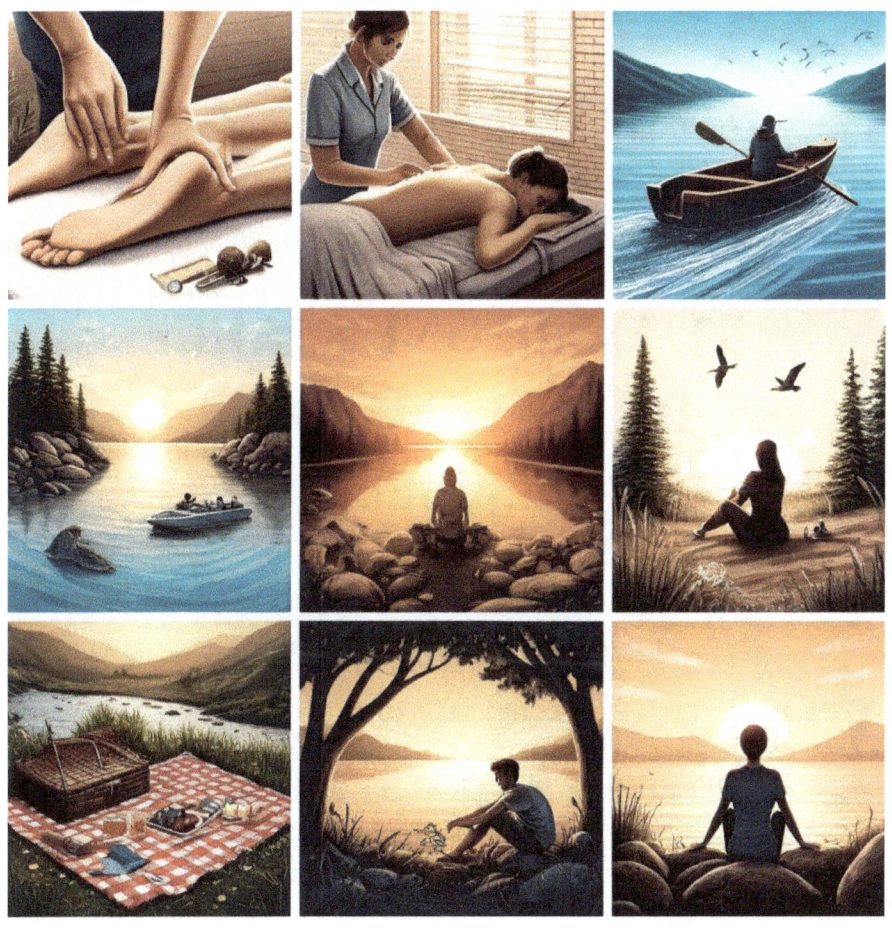

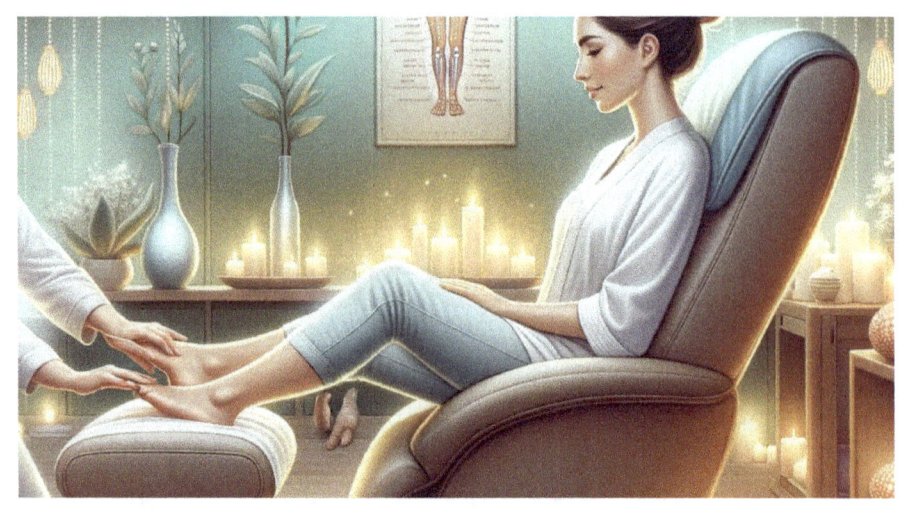

31. FAIRE UNE SÉANCE DE RÉFLEXOLOGIE DES PIEDS.

Faire une séance de réflexologie des pieds est une expérience thérapeutique qui repose sur l'idée que certaines zones du pied correspondent à différents organes et systèmes du corps. Cette pratique ancienne peut favoriser la relaxation, réduire le stress, et améliorer le bien-être général. En stimulant ces points spécifiques, la réflexologie cherche à améliorer la circulation, à soulager la tension, et à promouvoir l'équilibre dans le corps.

Description Détaillée

La réflexologie des pieds utilise des techniques de pression manuelle sur des zones réflexes spécifiques du pied. Chaque zone est censée correspondre à différentes parties du corps, et la manipulation de ces zones peut influencer votre santé générale. Une séance typique dure environ 30 à 60 minutes, durant laquelle un réflexologue certifié applique une pression avec ses doigts et ses mains sur des points précis, souvent en utilisant des huiles ou des lotions pour faciliter le mouvement.

Conseils Pratiques

- **Choix du thérapeute** : Optez pour un praticien certifié en réflexologie. Les certifications assurent qu'ils ont reçu une formation appropriée et respectent certaines normes professionnelles.

- **Préparation à la séance** : Portez des vêtements confortables et prévoyez de discuter de vos conditions médicales ou de vos objectifs de santé avec le réflexologue avant la séance.

- **Pendant la séance** : Détendez-vous autant que possible pour maximiser les bénéfices de la thérapie. Certaines personnes peuvent ressentir une légère douleur si des zones spécifiques sont très sensibles, mais la sensation globale devrait être relaxante.

- **Après la séance** : Il est recommandé de boire beaucoup d'eau pour aider à éliminer les toxines libérées pendant la séance.

Budget

Le coût d'une séance de réflexologie des pieds peut varier selon la localisation et l'expérience du praticien. En général, les prix varient de :

- **30 à 100 euros par session**, selon la durée de la session et la réputation du thérapeute.

Période Idéale

La réflexologie peut être bénéfique à tout moment de l'année.

Cependant, elle peut être particulièrement utile durant les périodes de stress accru, comme pendant les vacances, ou lors de changements saisonniers lorsque le corps doit s'adapter à de nouvelles conditions météorologiques et environnementales.

Choses à Savoir

- **Efficacité clinique** : Bien que de nombreuses études aient montré que la réflexologie est efficace pour réduire le stress et la douleur, elle ne doit pas remplacer les traitements médicaux conventionnels. Elle est mieux utilisée comme une thérapie complémentaire.

- **Contre-indications** : Certaines conditions, comme les infections des pieds, les blessures récentes ou certaines conditions médicales, peuvent nécessiter que vous consultiez un médecin avant de commencer la réflexologie.

- **Réactions possibles** : Il est courant de se sentir très détendu après une séance, mais certains peuvent également ressentir de la fatigue ou des émotions émergentes.

La réflexologie des pieds est une méthode douce et non invasive pour aider à gérer le stress et améliorer le bien-être général. Que ce soit pour traiter des douleurs spécifiques ou simplement pour un moment de détente, cette pratique offre une approche holistique de la santé qui peut enrichir votre routine de soins personnels.

◆ ◆ ◆

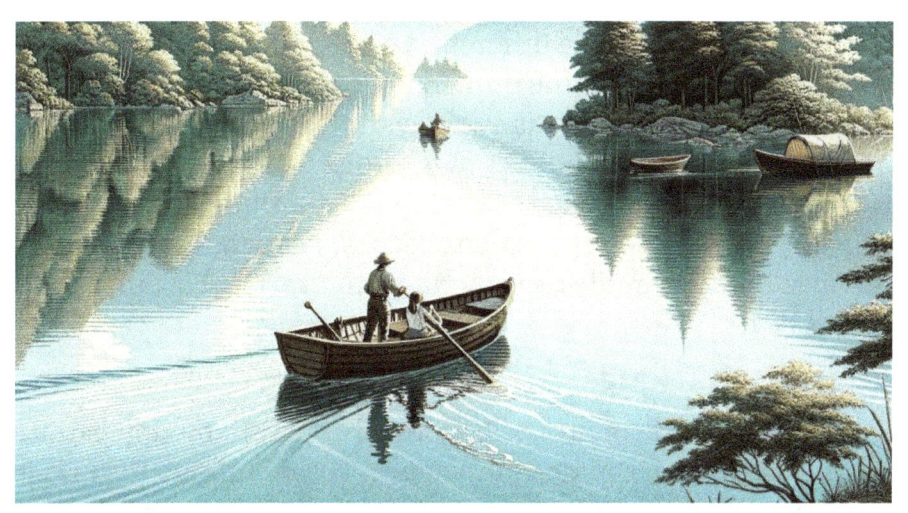

32. FAIRE UNE BALADE EN BARQUE OU EN KAYAK SUR UN LAC TRANQUILLE.

F aire une balade en barque ou en kayak sur un lac tranquille est une expérience de plein air apaisante qui offre une proximité unique avec la nature, permettant une observation détaillée de la faune et de la flore aquatiques tout en fournissant un exercice modéré. C'est une activité idéale pour ceux qui cherchent à se détendre dans un environnement naturel paisible.

Description Détaillée

Naviguer en barque ou en kayak sur un lac permet de découvrir le paysage sous un angle différent. Le silence qui accompagne la glisse sur l'eau permet une immersion complète dans la sérénité de la nature. En kayak, vous avez l'avantage de pouvoir accéder à des zones moins profondes et plus étroites, ce qui est idéal pour l'observation des oiseaux et de la vie aquatique. Les barques, souvent plus stables et plus spacieuses, peuvent accueillir des groupes ou des familles, permettant une sortie relaxante pour tous les âges.

Conseils Pratiques

- **Choix de l'équipement** : Sélectionnez un kayak ou une barque adapté à votre niveau de compétence. Les débutants devraient opter pour des embarcations plus larges et stables pour éviter les chavirements.

- **Sécurité** : Portez toujours un gilet de sauvetage, même si vous êtes un bon nageur. Informez quelqu'un de votre itinéraire et de l'heure prévue de retour.

- **Protection contre les éléments** : Appliquez de la crème solaire, portez un chapeau et des lunettes de soleil pour vous protéger du soleil, et habillez-vous en couches pour pouvoir vous adapter aux changements de température.

- **Hydratation et nutrition** : Apportez suffisamment d'eau et des snacks, surtout si vous prévoyez d'être sur l'eau pendant plusieurs heures.

Budget

La location d'un kayak ou d'une barque peut varier considérablement en fonction de l'emplacement et de la durée de la location. Les coûts typiques sont les suivants :

- **Location de kayak** : Entre 10 et 50 euros par demi-journée, selon le type de kayak et le lieu.

- **Location de barque** : Peut coûter entre 15 et 60 euros pour quelques heures.

Période Idéale

La meilleure période pour faire du kayak ou de la barque dépend du climat local :

- **Printemps et automne** : Ces saisons offrent des températures agréables et généralement moins de foule qu'en été.

- **Été** : Idéal pour ceux qui aiment la chaleur et souhaitent combiner la navigation avec la baignade, bien que ce soit la haute saison pour de nombreux sites.

Choses à Savoir

- **Compétences en pagayage** : Si vous êtes débutant, envisagez une courte formation ou une sortie guidée pour apprendre les bases du pagayage et de la manœuvre.

- **Faune et flore** : Renseignez-vous sur la faune locale pour savoir quelles créatures vous pourriez observer. Soyez respectueux de l'environnement et évitez de perturber les habitats naturels.

- **Règles et réglementations** : Certaines zones peuvent avoir des règles spécifiques concernant l'utilisation des embarcations sur les lacs, notamment en ce qui concerne les zones protégées ou les horaires permis.

Faire une balade en barque ou en kayak est non seulement relaxant mais aussi enrichissant, offrant une manière douce de s'engager avec l'environnement aquatique tout en profitant de bienfaits physiques et mentaux.

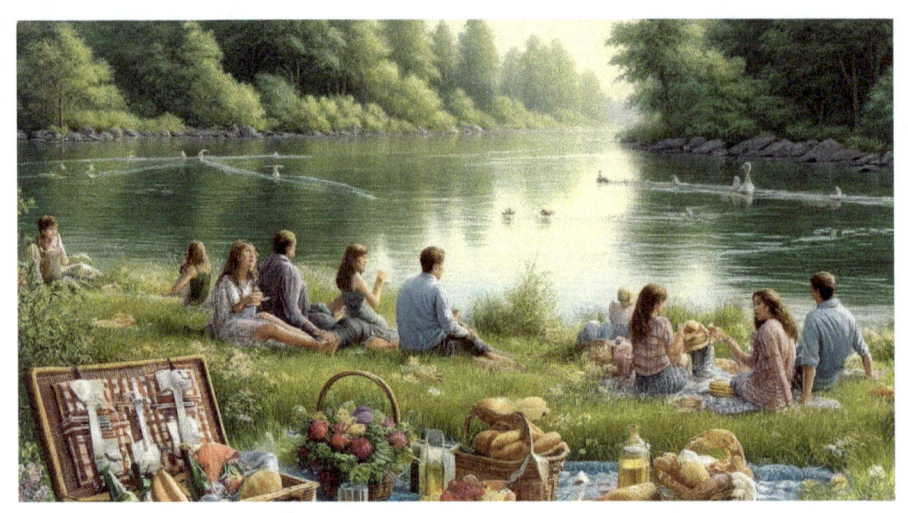

33. ORGANISER UN PIQUE-NIQUE AU BORD D'UNE RIVIÈRE OU D'UN ÉTANG.

Organiser un pique-nique au bord d'une rivière ou d'un étang est une manière idéale de profiter de la beauté tranquille de la nature tout en partageant un moment agréable avec des amis ou en famille. Cela offre une occasion parfaite pour se détendre, se reconnecter avec la nature, et savourer de bons repas en plein air.

Description Détaillée

Choisir un site pittoresque au bord de l'eau non seulement fournit un cadre relaxant grâce aux sons apaisants de l'eau qui coule, mais offre également diverses activités récréatives comme la pêche, la natation, ou simplement observer la faune aquatique. Pour un pique-nique réussi, il est essentiel de bien planifier en amont, depuis le choix du lieu jusqu'à la préparation des repas.

Conseils Pratiques

- **Choix du lieu** : Recherchez des zones qui sont accessibles et qui offrent des commodités telles que des tables de pique-nique, des zones ombragées, et des toilettes. Assurez-vous que le lieu est propre et sûr pour tous les participants, notamment les enfants.

- **Préparation des repas** : Optez pour des aliments simples qui se transportent bien et qui peuvent être consommés froids ou à température ambiante, comme des sandwiches, des salades, des fruits, et des desserts faciles. Pensez à des boissons rafraîchissantes comme de l'eau, des jus, ou des boissons non alcoolisées.

- **Équipement à emporter** : En plus de votre nourriture, n'oubliez pas les couvertures de pique-nique, les chaises pliantes, les ustensiles réutilisables, les assiettes, et les gobelets. Apportez aussi des sacs poubelle pour nettoyer après votre départ.

Activités : Planifiez des jeux ou des activités adaptés à l'environnement, comme des jeux de ballon, des frisbees, ou même un guide d'observation des oiseaux pour une promenade découverte après manger.

Budget

Le coût d'un pique-nique peut varier largement en fonction du menu et du nombre de participants. Voici une répartition possible des coûts :

- **Nourriture et boissons** : 5 à 15 euros par personne, selon que vous préparez des plats maison ou achetez des plats préparés.

- **Accessoires et équipement** : Bien que la plupart des équipements puissent être trouvés à la maison, des achats supplémentaires pourraient inclure des glacières ou des jeux extérieurs, coûtant environ 20 à 50 euros selon les besoins.

Période Idéale

Le printemps et l'été sont les saisons idéales pour un pique-nique au bord de l'eau, profitant ainsi des journées plus longues et du temps chaud. L'automne peut également être agréable, offrant un paysage pittoresque et des températures plus fraîches.

Choses à Savoir

- **Sécurité près de l'eau** : Soyez conscient des risques liés à la proximité de l'eau, surtout avec des enfants. Assurez-vous que tout le monde reste à une distance sûre de l'eau ou surveillez les activités aquatiques.

- **Respect de la nature** : Gardez à l'esprit les principes du "sans trace", en veillant à ne laisser aucun déchet derrière vous. Utilisez des produits réutilisables ou biodégradables lorsque c'est possible.

- **Météo** : Vérifiez les prévisions météorologiques à l'avance et planifiez en conséquence pour éviter les jours de pluie ou les températures extrêmes.

Organiser un pique-nique au bord d'une rivière ou d'un étang est une façon simple et joyeuse de s'évader de la routine quotidienne, de profiter de la nourriture délicieuse et de la compagnie des autres dans un cadre magnifique et naturel.

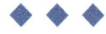

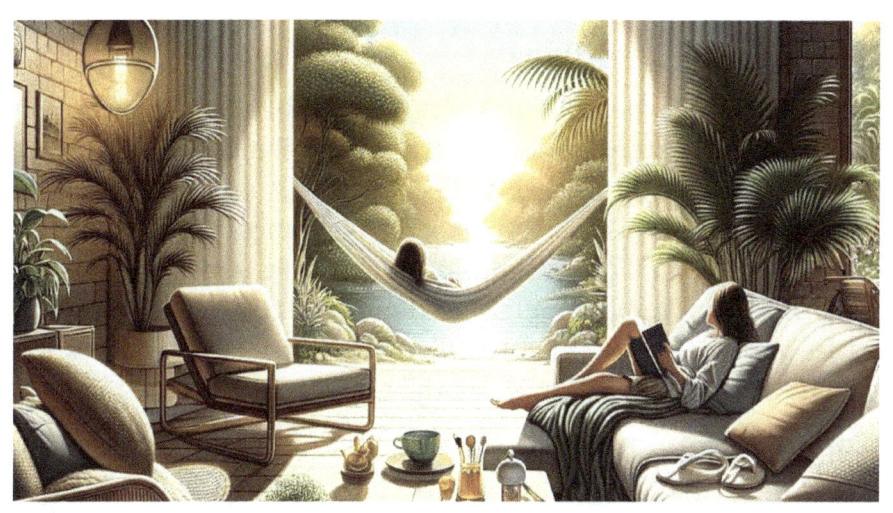

34. PASSER UNE JOURNÉE ENTIÈRE À NE RIEN FAIRE D'AUTRE QUE SE DÉTENDRE.

Passer une journée entière à ne rien faire d'autre que se détendre est un excellent moyen de se ressourcer, de réduire le stress et d'améliorer votre bien-être général. Dans notre monde moderne rapide, s'accorder une journée de détente peut sembler un luxe, mais c'est essentiel pour maintenir un équilibre sain entre travail et vie personnelle.

Description Détaillée

Une journée de détente ne nécessite pas nécessairement de planification extensive ou d'activités spécifiques. L'idée est de s'engager dans des activités qui vous apaisent et vous permettent de vous ressourcer. Cela peut inclure lire un livre, écouter de la musique, méditer, pratiquer le yoga, prendre un long bain, ou simplement somnoler. L'objectif est de faire une pause dans les routines habituelles et de permettre à votre esprit et à votre corps de se relaxer complètement.

Conseils Pratiques

- **Planification** : Choisissez un jour où vous n'avez pas d'obligations ou de tâches majeures. Informez votre famille ou vos colocataires de votre plan pour qu'ils puissent respecter votre besoin de calme.

- **Environnement** : Préparez votre espace pour la détente. Cela peut inclure ranger les désordres, créer une ambiance douce avec des lumières tamisées, allumer des bougies ou diffuser des huiles essentielles.

- **Déconnexion** : Évitez l'utilisation excessive de technologies comme les smartphones ou les ordinateurs. La lumière bleue des écrans peut perturber votre relaxation et votre sommeil.

- **Activités relaxantes** : Préparez des activités que vous trouvez relaxantes, comme un bon livre, une playlist de musique douce, ou des fournitures pour un hobby créatif comme le dessin ou le tricot.

Budget

Le budget pour une journée de détente peut être minimal :

- **Nourriture et boissons** : Vous pouvez préparer des repas simples et nourrissants à l'avance pour minimiser le temps passé en cuisine.

- **Accessoires de relaxation** : Investir dans quelques articles comme des bougies parfumées, de l'encens, ou des huiles essentielles peut coûter entre 5 et 50 euros, mais c'est optionnel.

Période Idéale

Il n'y a pas de période idéale pour se détendre; cela devrait être intégré régulièrement dans votre routine. Cependant, considérer une journée de détente après une période particulièrement stressante ou occupée peut être particulièrement bénéfique.

Choses à Savoir

- **Bienfaits pour la santé** : Des recherches montrent que la réduction du stress peut améliorer la santé cardiaque, réduire le risque de certains cancers, améliorer les fonctions immunitaires et augmenter la longévité.

- **Planification vs spontanéité** : Bien que la planification puisse être utile, être trop rigide dans votre journée de détente peut en fait créer du stress. Soyez flexible et permettez-vous de suivre ce que votre corps et votre esprit désirent ce jour-là.

- **Droit à la détente** : Rappelez-vous que se détendre n'est pas du temps perdu. C'est une partie essentielle du maintien de votre santé mentale et physique.

Passer une journée à se détendre est une stratégie vitale pour le bien-être personnel, permettant de se reconnecter avec soi-même et de rétablir une perspective positive face aux défis quotidiens.

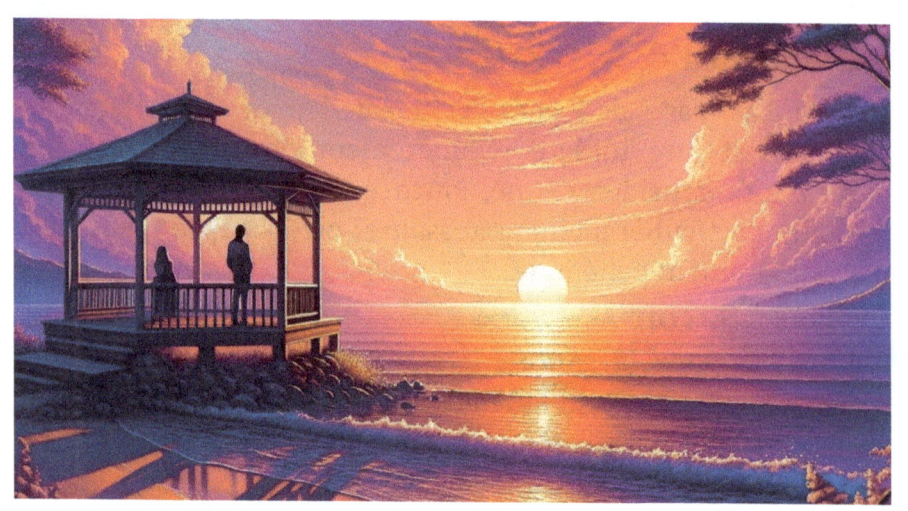

35. REGARDER UN COUCHER DE SOLEIL PAISIBLE DEPUIS UN BELVÉDÈRE OU UNE PLAGE.

Regarder un coucher de soleil depuis un belvédère ou une plage est une des expériences les plus apaisantes et poétiques que l'on puisse vivre. Ce moment où le ciel se pare de couleurs vibrantes offre une occasion parfaite de se détendre, de réfléchir, et de se reconnecter avec la nature. C'est une activité simple mais profondément gratifiante, accessible à tous et pratiquement sans frais.

Description Détaillée

Un coucher de soleil est le moment où le soleil disparaît derrière l'horizon, dans la direction de l'ouest. Observer ce phénomène depuis un point de vue élevé comme un belvédère ou au bord de l'eau comme sur une plage permet de profiter pleinement du spectacle de couleurs qui se déroule dans le ciel. Les couleurs peuvent varier du jaune doré au rouge intense, avec souvent des nuances de violet et de rose, selon les conditions atmosphériques.

Conseils Pratiques

- **Choix du lieu** : Recherchez des endroits connus pour leurs vues panoramiques sur le coucher du soleil. Les belvédères en hauteur offrent une perspective dégagée du ciel, tandis que les plages permettent de voir le soleil se fondre dans l'océan.

- **Heure d'arrivée** : Arrivez au moins 30 minutes avant l'heure prévue du coucher du soleil pour sécuriser un bon spot, surtout si le lieu est populaire.

- **Équipement** : Apportez un appareil photo pour capturer la beauté du moment. Pensez aussi à prendre une couverture ou un siège pliable pour vous asseoir confortablement pendant que vous regardez le spectacle.

- **Vêtements appropriés** : Habillez-vous en fonction de la météo. Les soirées peuvent devenir fraîches, même en été, donc emportez une veste ou un pull.

Budget

Observer un coucher de soleil est généralement gratuit, sauf si vous devez payer pour l'accès à certains parcs, plages ou belvédères. Les coûts associés pourraient inclure :

- **Transport** : Le coût du carburant ou des transports publics pour se rendre sur le site.

- **Parking** : Certains sites peuvent exiger des frais de stationnement.

Période Idéale

La meilleure période pour observer un coucher de soleil dépend de votre emplacement géographique :

- **Tropiques** : Les couchers de soleil sont souvent spectaculaires toute l'année en raison de la proximité de l'équateur.

- **Latitudes plus élevées** : Profitez des mois d'été quand le temps est généralement plus clair et les journées plus longues.

Choses à Savoir

- **Phénomènes atmosphériques** : Les couchers de soleil sont souvent plus colorés lorsque des particules comme la poussière et la pollution sont présentes dans l'air, car elles diffusent la lumière et intensifient les couleurs.

- **Impact psychologique** : Observer un coucher de soleil peut réduire le stress, améliorer votre humeur et augmenter les sentiments de bien-être, selon plusieurs études.

- **Planification pour les photographes** : Si vous souhaitez prendre des photos, étudiez les réglages recommandés pour la photographie en basse lumière et considérez l'utilisation d'un trépied pour éviter les images floues.

Regarder un coucher de soleil est une activité qui offre non seulement des vues à couper le souffle mais aussi des bénéfices pour la santé mentale, en fournissant un moment de calme et de beauté dans notre vie souvent trépidante.

VIII. EXPÉRIENCES EXTRÊMES

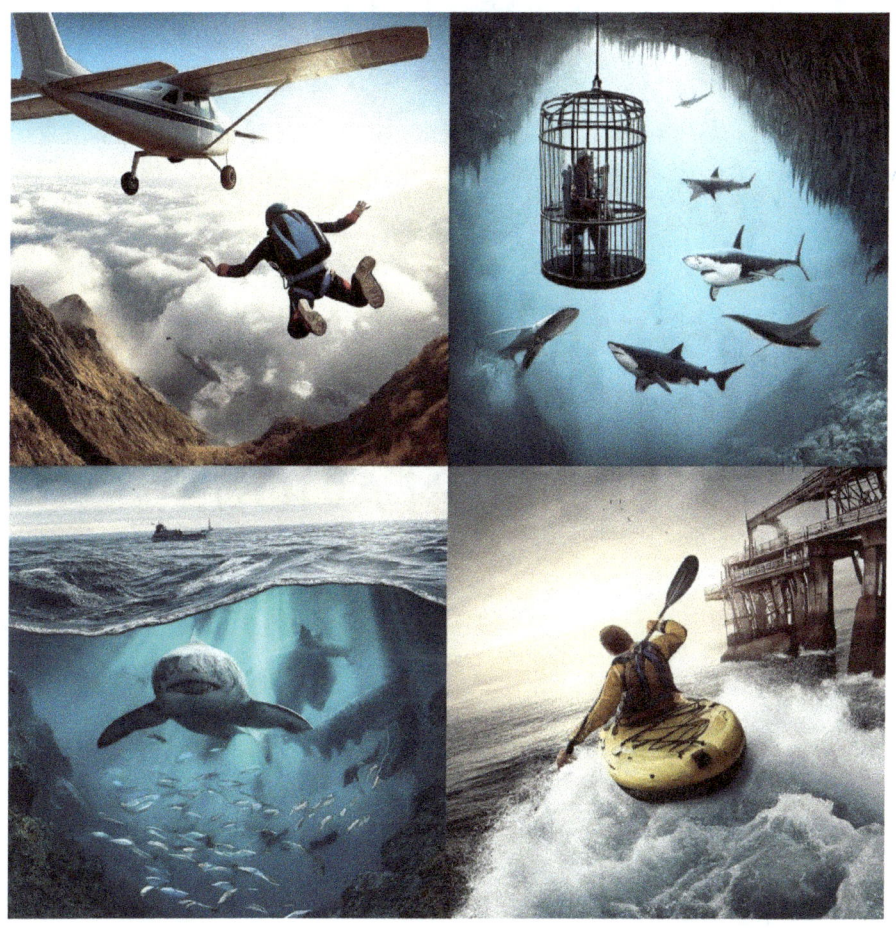

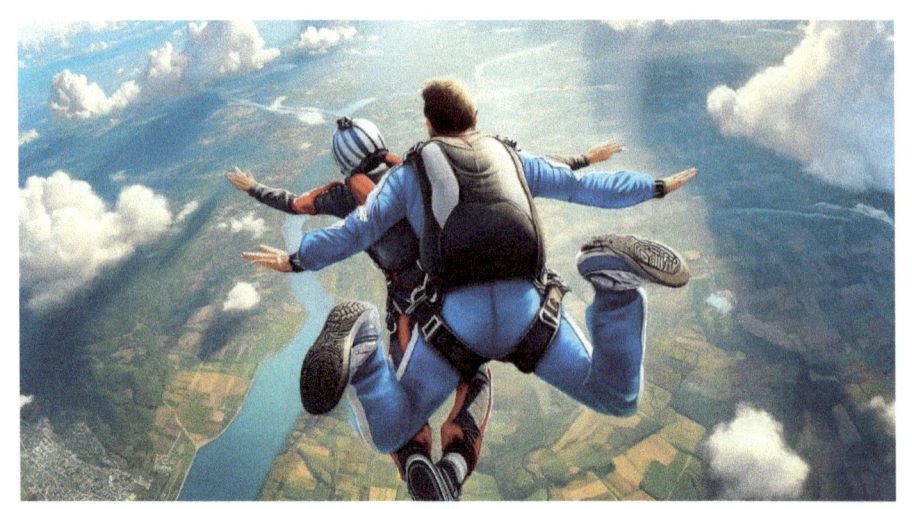

36. FAIRE DU SAUT EN PARACHUTE TANDEM DEPUIS UN AVION.

Faire du saut en parachute tandem est une expérience exaltante qui allie l'adrénaline de la chute libre avec la sécurité d'être attaché à un instructeur expérimenté. C'est une activité populaire pour ceux qui cherchent à expérimenter le frisson extrême tout en profitant de vues aériennes spectaculaires.

Description Détaillée

Dans un saut en parachute tandem, vous êtes harnaché à un moniteur ou instructeur qui guide tout le processus de saut, de la chute libre à l'atterrissage. Le saut commence par une montée en avion jusqu'à une altitude typique de 10,000 à 15,000 pieds (environ 3000 à 4500 mètres). Après une dernière vérification de sécurité, la porte de l'avion s'ouvre et vous et votre instructeur sautez ensemble, plongeant dans une chute libre qui dure environ 60 secondes, atteignant des vitesses jusqu'à 190 km/h (120 mph). Après la chute libre, l'instructeur déploie le parachute et vous flottez doucement vers le sol pendant quelques minutes, vous donnant le temps de savourer le paysage avant un atterrissage en douceur.

Conseils Pratiques

- **Choix du prestataire** : Sélectionnez une compagnie de parachutisme réputée avec des instructeurs certifiés et expérimentés. Vérifiez les avis et les certifications pour assurer une expérience sûre.

- **Préparation physique et mentale** : Bien que le saut en tandem ne requière pas de compétences particulières, être en bonne forme physique et mentale aidera à profiter pleinement de l'expérience. Évitez l'alcool la veille et mangez légèrement avant le saut.

- **Tenue appropriée** : Portez des vêtements confortables et des chaussures de sport. Les lunettes de saut vous seront fournies pour protéger vos yeux pendant la chute libre.

- **Écoutez attentivement le briefing de sécurité** : Votre instructeur vous donnera des instructions détaillées sur le comportement à adopter pendant le saut. Écoutez et suivez attentivement ces directives.

Budget

Le coût d'un saut en parachute tandem peut varier considérablement selon l'emplacement et la saison. Les prix sont généralement compris entre :

- **200 et 400 euros**, incluant souvent des options de vidéo ou de photo pour immortaliser votre saut.

Période Idéale

Le parachutisme peut se pratiquer toute l'année, mais la meilleure période dépend du climat local :

- **Saisons sèches et claires** : Optez pour des jours où le ciel est dégagé et les vents sont faibles pour garantir la sécurité et une bonne visibilité.

Choses à Savoir

- **Risques et assurances** : Bien que le parachutisme tandem soit considéré comme sûr lorsqu'il est pratiqué avec des équipements adéquats et des professionnels qualifiés, il comporte des risques. Vérifiez si votre assurance couvre ce type d'activité.

- **Conditions météorologiques** : Les conditions météo peuvent grandement affecter votre saut. Les opérations peuvent être retardées ou annulées en cas de mauvais temps.

- **Restrictions d'âge et de poids** : Il y a généralement des restrictions d'âge (souvent 18 ans minimum) et de poids pour le saut en parachute. Assurez-vous de vérifier ces détails auprès de votre prestataire.

Le saut en parachute tandem est une aventure inoubliable qui offre non seulement un rush d'adrénaline mais aussi une nouvelle perspective sur le monde. C'est une activité à cocher sur votre liste de choses à faire pour quiconque aime les sensations fortes.

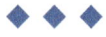

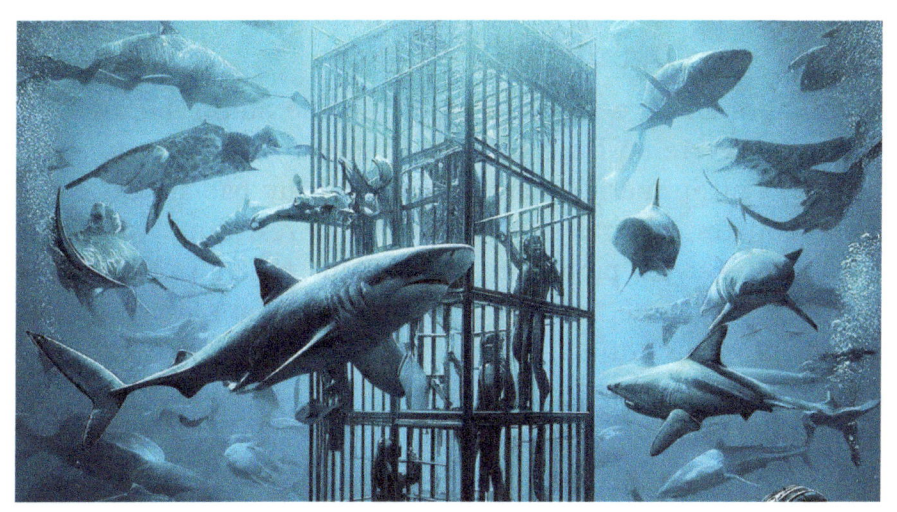

37. FAIRE DE LA PLONGÉE EN CAGE AVEC DES REQUINS.

Faire de la plongée en cage avec des requins est une expérience extrême qui permet aux amateurs d'aventure de se retrouver face à face avec certains des prédateurs les plus puissants de la planète. Cette activité offre non seulement une montée d'adrénaline garantie mais également une opportunité unique d'observer ces créatures majestueuses dans leur habitat naturel sans les risques associés à la plongée libre.

Description Détaillée

La plongée en cage avec des requins se déroule généralement en mer ouverte où les cages spécialement conçues pour cette activité sont immergées dans l'eau depuis un bateau. Ces cages sont robustes, généralement faites d'acier résistant, et conçues pour protéger les plongeurs des requins tout en offrant une visibilité maximale. Les participants entrent dans la cage depuis le bateau et restent à l'intérieur pendant que celle-ci est dans l'eau, souvent attirant les requins avec des appâts placés à proximité. Les espèces couramment observées incluent le grand requin blanc, le requin taureau, et le requin tigre, selon la région.

Conseils Pratiques

- **Choix de l'opérateur** : Sélectionnez une entreprise réputée qui adhère à des pratiques éthiques de respect de la vie marine et qui a une solide réputation en matière de sécurité. Lisez les avis et vérifiez leurs certifications.

- **Condition physique** : Assurez-vous d'être en bonne condition physique et informez l'opérateur de toute condition médicale pertinente. Bien que vous ne nagiez pas activement avec les requins, être dans une cage en mer peut être physiquement exigeant.

- **Équipement** : L'équipement de plongée est généralement fourni par l'opérateur. Cela inclut les combinaisons de plongée, les masques, et les tubas. Assurez-vous que l'équipement est bien ajusté et en bon état.

- **Sécurité** : Écoutez attentivement le briefing de sécurité donné par l'équipe avant de commencer l'expérience. Suivez toutes les instructions et restez calme à tout moment.

Budget

Le coût de la plongée en cage avec des requins peut varier considérablement en fonction de la localisation et de la durée de l'expérience. Les prix peuvent aller de :

- **200 à 500 euros par personne**, incluant l'équipement, le transport en bateau et parfois des repas et des boissons.

Période Idéale

La période idéale pour la plongée en cage avec des requins dépend de la région et des espèces de requins que vous souhaitez observer :

- **Afrique du Sud (Grand requin blanc)** : Juin à septembre, lorsque l'eau est plus froide et que les requins sont plus actifs.
- **Australie (Requin taureau et requin tigre)** : Les mois d'été, de décembre à février, sont optimaux.

Choses à Savoir

- **Impact écologique** : Certaines pratiques, comme l'appâtage excessif, peuvent affecter le comportement naturel des requins. Optez pour des opérateurs qui minimisent l'impact sur l'environnement marin.
- **Assurance** : Vérifiez si votre assurance voyage couvre ce type d'activités à risque.
- **Réservations** : Réservez à l'avance, surtout pendant la haute saison, pour garantir votre place.

La plongée en cage avec des requins est une aventure inoubliable qui attire les amateurs de sensations fortes du monde entier. Tout en fournissant des montées d'adrénaline, elle offre également une perspective éducative, soulignant l'importance de la conservation des requins et de la protection des océans.

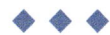

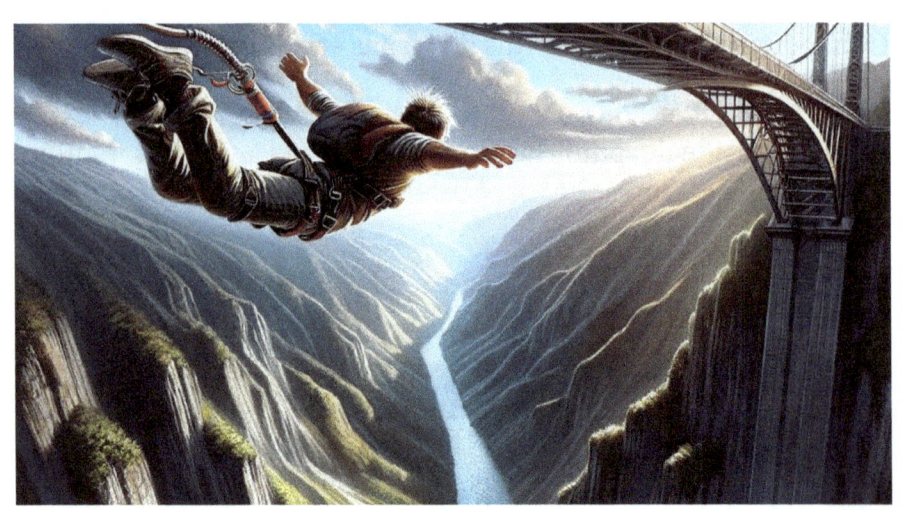

38. FAIRE DU SAUT À L'ÉLASTIQUE DEPUIS UN PONT OU UNE FALAISE.

Faire du saut à l'élastique depuis un pont ou une falaise est une activité extrême qui offre une poussée d'adrénaline sans égale. Cet exploit audacieux consiste à se jeter d'une hauteur considérable tout en étant attaché par les pieds à un élastique spécialement conçu pour absorber la chute et rebondir plusieurs fois avant de stabiliser.

Description Détaillée

Le saut à l'élastique implique de se lancer dans le vide depuis un point élevé, tel qu'un pont, une falaise ou une plateforme spécialement construite. Les sauteurs sont sécurisés par un harnais qui est attaché à une corde élastique. Cette corde est conçue pour étendre jusqu'à plusieurs fois sa longueur initiale, offrant au sauteur une chute libre intense suivie de rebonds euphoriques. Les sites de saut sont souvent choisis pour leur beauté spectaculaire ainsi que pour leur hauteur adéquate, offrant ainsi des vues impressionnantes durant le saut.

Conseils Pratiques

- **Choisir un opérateur fiable** : Sélectionnez des services de saut à l'élastique qui ont une bonne réputation et qui suivent strictement les normes de sécurité. Vérifiez les avis et les accréditations de sécurité.

- **Équipement et sécurité** : Assurez-vous que l'équipement utilisé est moderne et bien entretenu. N'hésitez pas à poser des questions sur les procédures de sécurité et les mesures d'urgence.

- **Condition physique** : Bien que le saut à l'élastique soit généralement sûr pour tous, vérifiez avec le fournisseur si certaines conditions médicales pourraient vous exclure.

- **Habillage** : Portez des vêtements confortables et des chaussures fermées. Évitez tout ce qui peut se détacher facilement, comme des bijoux ou des accessoires.

Budget

Les coûts varient selon le lieu et la hauteur du saut, mais attendez-vous à payer entre :

- **50 et 200 euros** pour un saut, cela pouvant inclure des frais supplémentaires pour des photos ou des vidéos de votre saut.

Période Idéale

Le saut à l'élastique peut se pratiquer toute l'année, mais les conditions météorologiques doivent être idéales — évitez les jours de vent fort, de pluie ou de froid extrême pour des raisons de sécurité et de confort.

Choses à Savoir

- **Sensations fortes garanties** : Le saut à l'élastique est souvent décrit comme une expérience de vie inoubliable, offrant une poussée d'adrénaline et un sentiment de réalisation.

- **Effets physiques** : Bien que le saut soit sûr, le choc de l'élastique peut être intense. Les personnes ayant des problèmes de dos, de cou ou des conditions cardiaques devraient consulter un médecin au préalable.

- **Certifications et assurances** : Vérifiez que l'opérateur est certifié par des organismes reconnus et que vous êtes couvert par une assurance, soit personnelle soit fournie par l'opérateur.

Faire du saut à l'élastique est une aventure palpitante pour ceux qui cherchent à défier leurs limites et à vivre une expérience de chute libre dans un environnement sécurisé. Assurez-vous de suivre tous les conseils de sécurité et profitez pleinement de cette expérience électrisante.

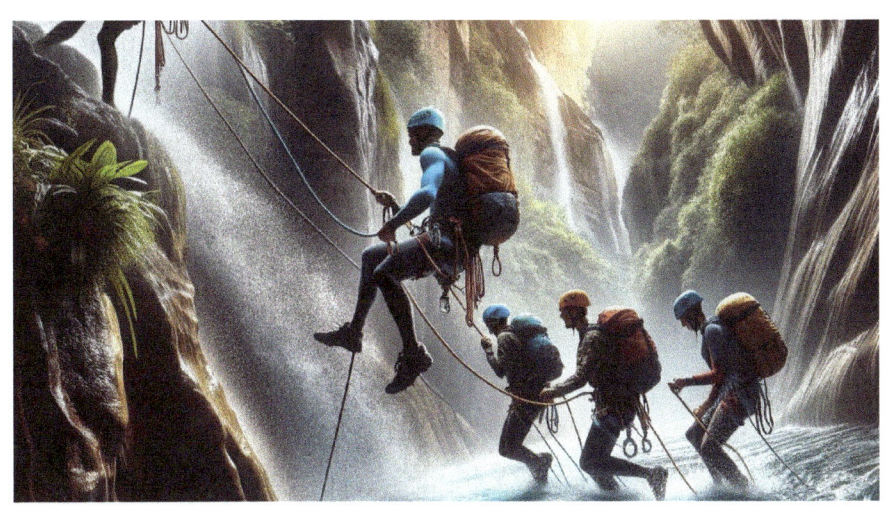

39. PARTICIPER À UNE DESCENTE EN RAPPEL DANS UN CANYON.

Participer à une descente en rappel dans un canyon, connue sous le nom de canyoning, est une activité d'aventure qui combine randonnée, escalade, nage et descente en rappel à travers les parois rocheuses et les cascades d'un canyon. Cette discipline sportive permet de découvrir des paysages naturels souvent inaccessibles et offre une expérience intense et mémorable.

Description Détaillée

Le canyoning se pratique dans les gorges étroites où

l'eau a sculpté d'impressionnantes formations rocheuses. Les participants, équipés de harnais, de casques, et souvent de combinaisons de néoprène, suivent un cours d'eau à travers différentes sections du canyon. Cela peut impliquer de nager dans des bassins naturels, de marcher sur des rochers glissants, de sauter dans des piscines d'eau claire et de faire des descentes en rappel le long de cascades.

Conseils Pratiques

- **Choix de l'opérateur** : Optez pour un guide ou une entreprise spécialisée dans le canyoning et reconnue pour ses normes de sécurité élevées. Assurez-vous que les guides sont certifiés et expérimentés.

- **Équipement approprié** : Portez une combinaison de néoprène, des chaussures d'eau robustes, un casque et un harnais. L'équipement spécialisé devrait être fourni par l'entreprise de canyoning.

- **Condition physique** : Le canyoning est physiquement exigeant. Assurez-vous d'être en bonne forme physique et d'avoir une certaine aisance à nager.

- **Sécurité** : Écoutez attentivement les instructions du guide et suivez les consignes de sécurité. Ne vous écartez jamais du groupe.

Budget

Les coûts varient grandement en fonction de la localisation, de la durée de l'excursion et du niveau d'équipement fourni par le prestataire. En moyenne, attendez-vous à dépenser :

- **De 50 à 150 euros par personne** pour une journée de canyoning, incluant le matériel et les services d'un guide.

Période Idéale

La meilleure période pour le canyoning dépend largement du climat de la région :

- **Printemps et été** : Ces saisons sont idéales dans la plupart des régions car les températures sont plus agréables et les niveaux d'eau sont généralement stables.

- **Évitez les périodes de fortes pluies** : Les conditions peuvent devenir dangereuses avec des débits d'eau élevés et imprévisibles.

Choses à Savoir

- **Impact environnemental** : Pratiquez le canyoning de manière responsable. Respectez la faune et la flore et suivez les principes de non-laisser de trace.

- **Risques potentiels** : Bien que le canyoning soit une activité sécurisée sous la supervision de professionnels, il y a des risques associés comme les chutes, les glissades, et les courants d'eau forts.

- **Certifications nécessaires** : Vérifiez si le pays où vous pratiquez le canyoning requiert des certifications spécifiques pour les guides et assurez-vous que votre assurance voyage couvre ce type d'activité.

Participer à une descente en rappel dans un canyon est une manière exhilarante de combiner aventure et nature. C'est une activité qui requiert préparation et respect de la nature, tout en offrant une dose d'adrénaline et de beauté naturelle.

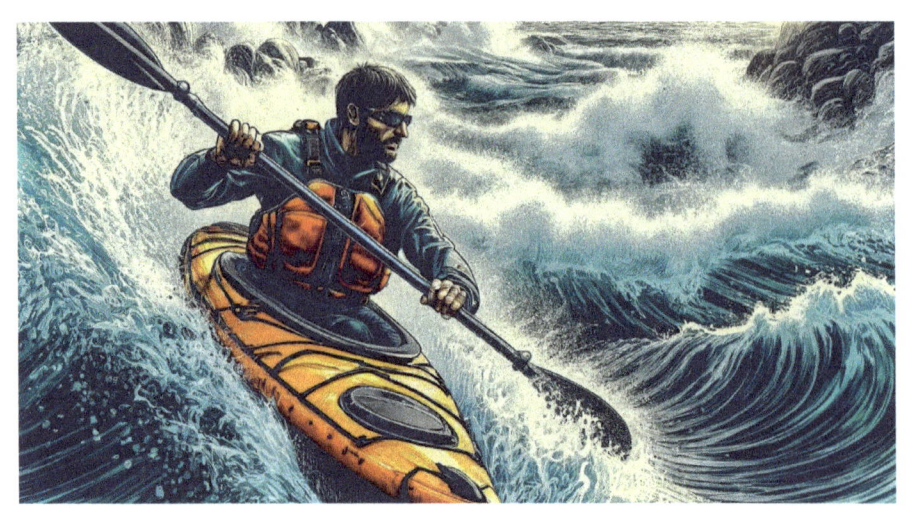

40. FAIRE DU KAYAK DE MER DANS DES EAUX AGITÉES.

F aire du kayak de mer dans des eaux agitées est une activité à la fois exaltante et technique, qui attire les amateurs de sensations fortes et les amoureux de la mer. Cette pratique demande une bonne préparation et une compréhension approfondie des conditions maritimes pour garantir sécurité et plaisir.

Description Détaillée

Le kayak de mer en eaux agitées vous expose à des vagues plus fortes, des courants plus rapides et potentiellement à des vents plus violents. Contrairement au kayak sur eaux calmes, cette activité nécessite une compétence accrue en manœuvre de kayak et une meilleure compréhension de la météo maritime. Les kayaks utilisés pour ce type de conditions sont généralement plus longs et étroits, conçus pour une meilleure stabilité et réactivité dans les vagues.

Conseils Pratiques

- **Formation et préparation** : Il est crucial de suivre une formation en kayak de mer, en particulier pour apprendre à gérer les techniques de sauvetage et de ré-entrée en kayak en eaux profondes, ainsi que les techniques de pagayage en conditions difficiles.

- **Équipement adéquat** : Utilisez un kayak conçu pour les eaux agitées et assurez-vous d'avoir un gilet de sauvetage, des vêtements adaptés aux conditions météorologiques (combinaison de néoprène, coupe-vent imperméable), un sifflet, et éventuellement un casque.

- **Vérifiez la météo** : Consultez les prévisions météorologiques et maritimes avant de partir. Évitez de pagayer dans des conditions extrêmes comme les tempêtes ou lorsque les avis de vent fort sont en vigueur.

- **Planification de l'itinéraire** : Informez quelqu'un de votre itinéraire et du temps estimé de votre retour. Restez à une distance raisonnable de la côte et identifiez les points où vous pourriez potentiellement vous abriter en cas de besoin.

Budget

Les coûts peuvent varier largement en fonction de la location de l'équipement et des guides, si utilisés :

- **Location de kayak** : environ 30 à 60 euros par jour, en fonction de l'équipement et de l'emplacement.

- **Guides ou cours** : Les cours ou les excursions guidées peuvent coûter de 50 à 200 euros, en fonction de la durée et du niveau de l'instruction.

Période Idéale

- **Été et début de l'automne** : Ces périodes offrent généralement des conditions plus stables et des températures de l'eau plus chaudes, bien que les conditions puissent varier. Évitez les mois d'hiver lorsque les conditions peuvent être plus imprévisibles et dangereuses.

Choses à Savoir

- **Risques** : Le kayak de mer dans des eaux agitées comporte des risques accrus, y compris le risque de chavirement, de collision avec des rochers ou d'autres embarcations, et de difficultés à revenir au rivage en cas de problème.

- **Importance de la condition physique** : Une bonne forme physique est essentielle pour pouvoir réagir efficacement en cas de conditions difficiles ou d'urgence.

- **Respect de la réglementation locale** : Certaines zones peuvent avoir des réglementations spécifiques concernant le kayak de mer pour protéger à la fois les kayakistes et l'environnement marin.

Le kayak de mer en eaux agitées est une aventure enrichissante qui nécessite respect, préparation et compétence. Avec les précautions adéquates, c'est une façon exceptionnelle d'explorer le littoral et d'expérimenter la puissance de la nature.

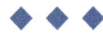

IX. MOMENTS DE PARTAGE EN FAMILLE

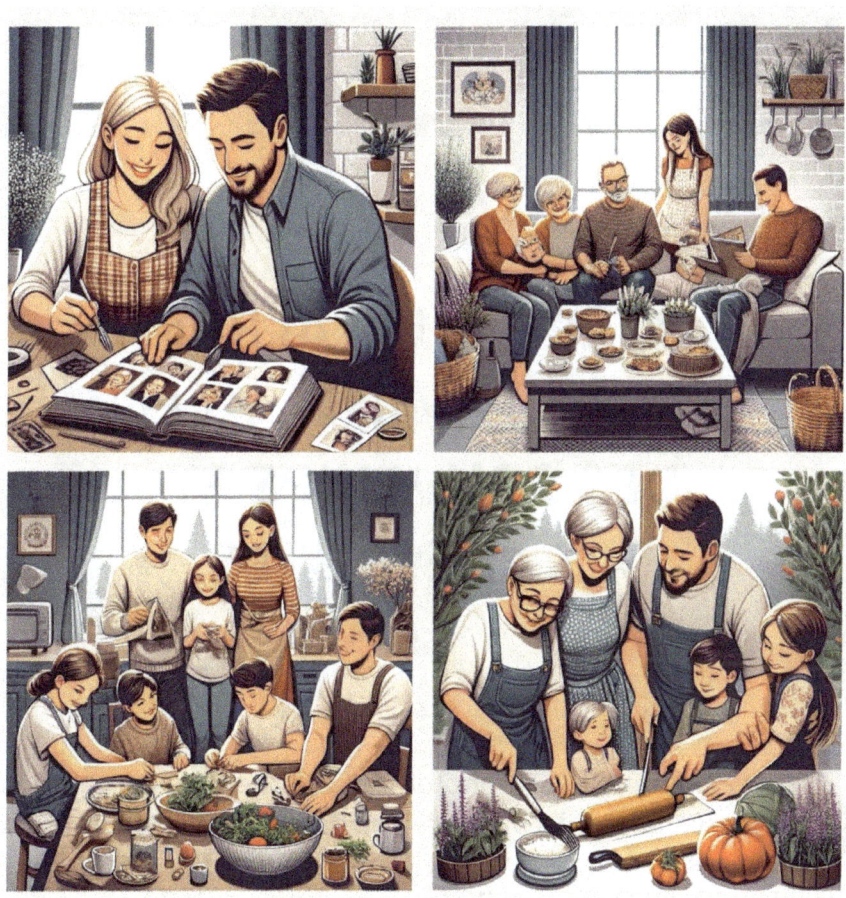

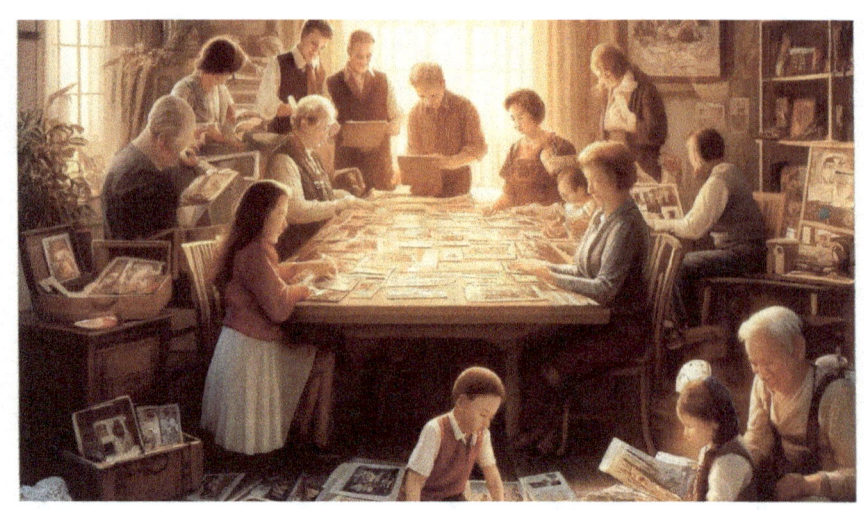

41. CRÉER UN ALBUM PHOTO FAMILIAL AVEC DES SOUVENIRS ET DES ANECDOTES.

Créer un album photo familial est une manière merveilleuse de préserver et de partager les souvenirs et les histoires de votre famille. Un album bien conçu peut devenir un trésor familial précieux, transmis de génération en génération, enrichi de photos et d'anecdotes qui racontent l'histoire de votre famille.

Description Détaillée

Un album photo familial va au-delà d'une simple collection de photos. Il s'agit d'un projet narratif qui associe images et textes pour raconter l'histoire de votre famille. Cela peut inclure des photos de mariages, de naissances, de vacances, et d'autres moments importants, chacune accompagnée de descriptions ou d'anecdotes qui donnent contexte et émotion aux images.

Conseils Pratiques

- **Planification** : Avant de commencer, planifiez la structure de l'album. Décidez si vous voulez le trier chronologiquement, par événement, ou autour de thèmes spécifiques comme les vacances ou les anniversaires.

- **Collecte de matériaux** : Rassemblez toutes les photos disponibles, qu'elles soient numériques ou imprimées. Cela peut nécessiter de scanner des photos anciennes pour les ajouter à des collections numériques.

- **Choix de l'outil** : Pour la création de l'album, vous pouvez choisir entre un album traditionnel où vous collez des photos et écrivez à la main, ou un album numérique créé via des plateformes en ligne qui offrent des modèles personnalisables.

- **Rédaction des légendes** : Pour chaque photo, rédigez une petite anecdote ou une légende. Cela peut inclure des détails sur les personnes présentes, l'époque, le lieu et pourquoi ce moment était spécial.

- **Inclusion de la famille** : Impliquez d'autres membres de la famille dans le projet. Ils peuvent fournir des photos, des histoires ou des corrections.

Budget

Le coût peut varier selon la méthode choisie pour l'album :

- **Album traditionnel** : Les fournitures comme un bel album, des pages protectrices, et des stylos coûteront environ 30 à 100 euros, selon la qualité.

- **Album numérique** : De nombreux sites proposent de créer des albums imprimés à partir de vos photos numériques. Les coûts varient de 50 à 200 euros, selon le nombre de pages et la qualité du papier.

Période Idéale

Il n'y a pas de période idéale pour commencer un album photo familial ; tout moment est approprié. Cependant, un projet comme celui-ci peut être particulièrement agréable à entreprendre pendant des périodes plus calmes de l'année, comme après les vacances ou pendant l'hiver, quand les activités extérieures sont limitées.

Choses à Savoir

- **Droits d'auteur et respect de la vie privée** : Assurez-vous d'avoir le droit d'utiliser toutes les images, surtout si vous envisagez de partager l'album en ligne.

- **Conservation** : Si vous utilisez un album physique, choisissez des matériaux qui ne dégraderont pas les photos au fil du temps. Recherchez des produits sans acide pour éviter que le papier et l'encre ne jaunissent ou ne se détériorent.

- **Backups numériques** : Même pour un album physique, il est prudent de garder des copies numériques de vos photos en cas de perte ou de dommages de l'album.

Créer un album photo familial est un projet enrichissant qui permet de revivre des souvenirs, de renforcer les liens familiaux et de laisser un héritage visuel pour les futures générations.

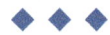

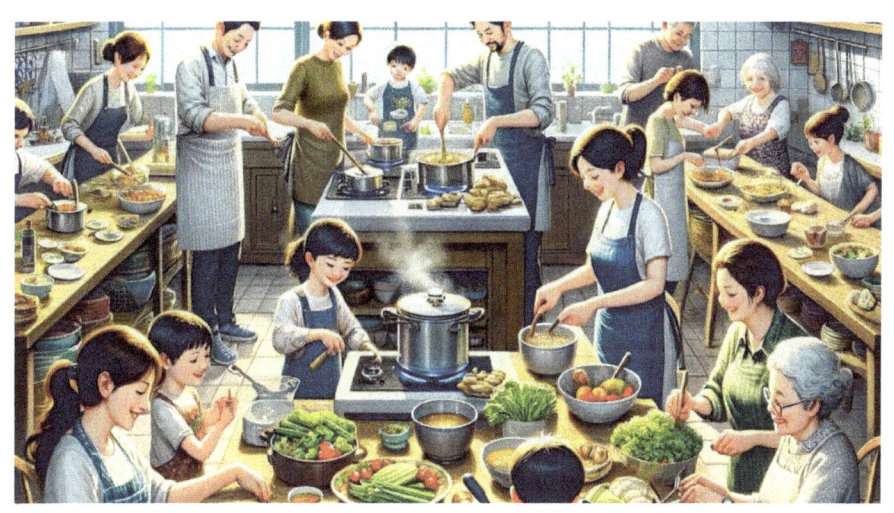

42. FAIRE UNE SÉANCE DE CUISINE EN FAMILLE POUR PRÉPARER UN REPAS COMPLET.

Organiser une séance de cuisine en famille pour préparer un repas complet est une activité enrichissante qui renforce les liens familiaux tout en partageant l'amour de la bonne nourriture. C'est une occasion d'apprendre ensemble, de transmettre des recettes de famille et de créer de nouveaux souvenirs.

Description Détaillée

La préparation d'un repas en famille implique de choisir ensemble un menu, de faire les courses, de préparer les ingrédients et de cuisiner. Le menu peut varier de plats traditionnels familiaux à l'essai de nouvelles recettes. Chaque membre de la famille peut prendre en charge une partie du repas, en fonction de ses compétences et intérêts : les adultes s'occupant des tâches plus complexes comme la découpe ou la manipulation d'ustensiles tranchants, et les enfants participant à des tâches plus simples comme laver les légumes ou mélanger les ingrédients.

Conseils Pratiques

- **Planification du menu** : Choisissez des plats qui reflètent les goûts de tous les participants. Incluez des recettes qui permettent une participation active, comme assembler des pizzas ou rouler des sushis.

- **Répartition des tâches** : Attribuez des tâches spécifiques à chaque membre de la famille en fonction de l'âge et de l'expérience. Cela aide à impliquer tout le monde et à rendre l'expérience amusante et éducative.

- **Préparation en amont** : Préparez certains ingrédients à l'avance pour minimiser le stress et rendre l'expérience plus agréable. Par exemple, mesurez les épices ou lavez les légumes avant de commencer.

- **Sécurité** : Assurez-vous que tout le monde comprend l'importance de la sécurité en cuisine, notamment l'utilisation correcte des appareils et la manipulation prudente des couteaux.

Budget

Le coût d'un repas familial dépend des ingrédients choisis. Un repas simple à base de produits de base comme des pâtes ou une pizza maison peut coûter moins de 10 euros par personne, tandis qu'un menu plus élaboré avec des ingrédients spéciaux comme des fruits de mer ou des steaks peut coûter 20 euros par personne ou plus.

Période Idéale

La préparation d'un repas en famille est particulièrement agréable pendant les weekends ou les vacances, quand le rythme est moins soutenu et que les membres de la famille sont moins susceptibles d'être pressés par le temps. Les jours fériés, comme Noël ou Thanksgiving, sont des moments traditionnels pour cuisiner en famille, mais n'importe quel jour libre peut convenir.

Choses à Savoir

- **Allergies alimentaires** : Vérifiez s'il y a des allergies alimentaires ou des restrictions diététiques parmi les membres de la famille et planifiez le menu en conséquence.

- **Inclusivité** : Encouragez chaque membre de la famille à participer, quelle que soit son expérience en cuisine. L'objectif est de passer un bon moment ensemble, plutôt que de préparer le repas parfait.

- **L'apprentissage par le jeu** : Pour les familles avec enfants, transformez la cuisine en une activité ludique. Par exemple, vous pouvez organiser un petit concours pour voir qui fait la plus belle décoration de plat.

Faire la cuisine en famille pour préparer un repas complet est plus qu'une simple préparation de nourriture; c'est une célébration de l'amour familial et des traditions culinaires. C'est une activité qui non seulement nourrit le corps mais aussi renforce les liens familiaux et crée des souvenirs durables.

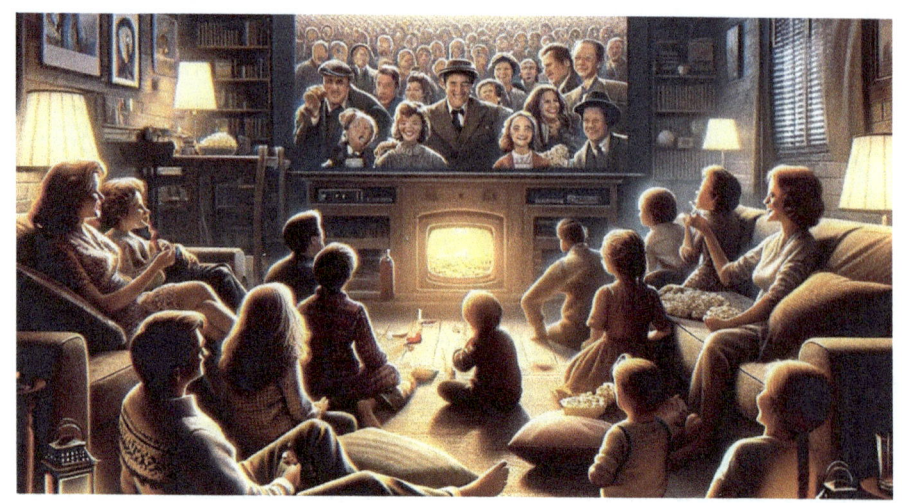

43. FAIRE UNE SÉANCE DE CINÉMA EN FAMILLE À LA MAISON AVEC DES FILMS CLASSIQUES.

Organiser une séance de cinéma en famille à la maison est une excellente façon de se réunir et de profiter d'un moment de détente en visionnant des films classiques. Cela permet de partager des expériences, de rire, de s'émouvoir ensemble et de discuter des thèmes et des messages des films. C'est également une opportunité d'initier les plus jeunes à des films qui ont marqué les générations précédentes.

Description Détaillée

Une séance de cinéma en famille à la maison implique la sélection de films classiques qui plairont à tous les âges. L'idée est de créer une ambiance similaire à celle d'un cinéma, mais dans le confort de votre foyer. Cela peut inclure l'aménagement d'un espace dédié dans le salon avec un bon système de projection, des sièges confortables, et bien sûr, des snacks comme du pop-corn ou d'autres gourmandises.

Conseils Pratiques

- **Sélection des films** : Choisissez des films qui conviennent à tous les âges et qui ont fait leurs preuves en tant que classiques. Pensez à des films comme "La Mélodie du Bonheur", "E.T. l'extra-terrestre", ou des comédies classiques comme "Chantons sous la pluie".

- **Qualité de l'image et du son** : Investissez dans un bon projecteur ou utilisez un grand écran de télévision avec un système de son pour améliorer l'expérience de visionnage. La qualité audio est particulièrement importante pour capturer toute la richesse de la bande sonore des films classiques.

- **Confort** : Arrangez l'espace de visionnage pour qu'il soit confortable, avec des coussins, peut-être quelques couvertures, et des chaises ou canapés agréables.

- **Snacks** : Préparez des snacks faciles à manger devant un film. Le pop-corn est un choix classique, mais vous pouvez aussi préparer des nachos, des petites pizzas ou même des cupcakes pour les enfants.

Budget

Le coût peut être très modéré, surtout si vous utilisez du matériel que vous possédez déjà :

- **Location de films** : De nombreux classiques sont disponibles sur des plateformes de streaming pour une location modique, souvent entre 3 et 5 euros.

- **Snacks** : Le coût des snacks peut varier, mais préparer des choses simples comme du pop-corn ou des nachos à la maison est généralement peu coûteux.

Période Idéale

Les séances de cinéma en famille sont parfaites pour les soirées de weekend, les vacances scolaires, ou pendant les fêtes de fin d'année, lorsque la famille a plus de temps libre pour se détendre ensemble.

Choses à Savoir

- **Choix du film** : Assurez-vous que le contenu du film est approprié pour l'âge des enfants présents. Certains classiques peuvent contenir des thèmes qui nécessitent une surveillance ou une discussion parentale.

- **Pause intermédiaire** : Pour les plus jeunes spectateurs, il peut être judicieux de faire une petite pause au milieu du film pour leur permettre de bouger un peu ou de discuter de ce qu'ils ont vu.

- **Discussion post-film** : Engagez votre famille dans une discussion après le film pour parler de ce qu'ils ont aimé, des personnages, et des leçons ou messages du film. Cela peut enrichir l'expérience et stimuler la réflexion critique chez les jeunes.

Organiser une séance de cinéma en famille est une manière simple et joyeuse de cultiver des souvenirs familiaux autour du cinéma et de partager des expériences culturelles significatives.

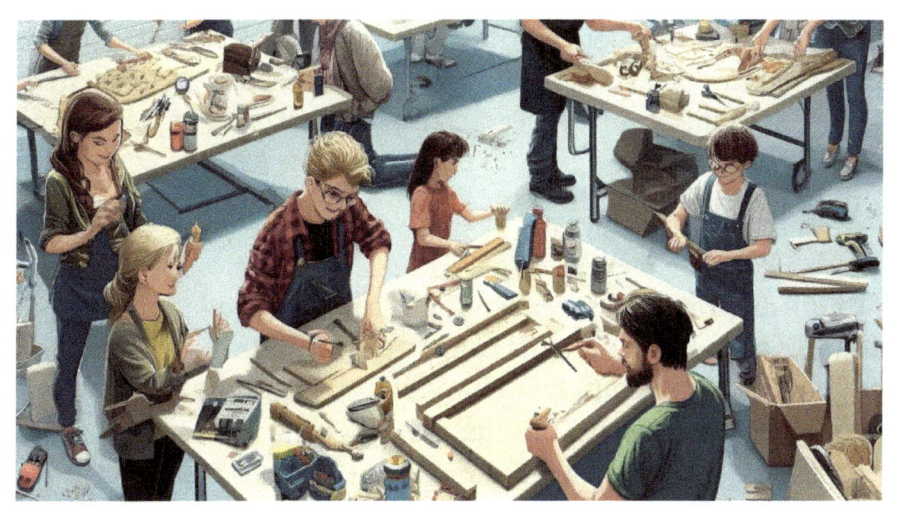

44. PLANIFIER UNE JOURNÉE DE BRICOLAGE EN FAMILLE.

Planifier une journée de bricolage en famille est une excellente façon de renforcer les liens tout en encourageant la créativité et l'apprentissage pratique. Que ce soit pour construire une cabane à oiseaux, rénover un meuble, ou créer des décorations pour la maison, un projet de bricolage peut adapter à tous les âges et compétences.

Description Détaillée

Une journée de bricolage en famille commence par le choix d'un projet adapté à l'âge de tous les participants et qui peut être réalisé en une journée. Il est important de choisir quelque chose d'enthousiasmant pour tout le monde, pour que chacun se sente impliqué et motivé. Par exemple, un projet simple comme peindre des pots de fleurs ou plus complexe comme construire une petite bibliothèque en bois.

Conseils Pratiques

- **Choix du projet** : Assurez-vous que le projet est adapté à l'âge de tous les participants et qu'il peut être terminé en une journée ou moins. Prenez en compte les intérêts et les capacités de chacun.

- **Préparation des matériaux** : Faites une liste de tous les matériaux et outils nécessaires avant le jour du projet pour éviter des arrêts inattendus pendant le bricolage.

- **Sécurité avant tout** : Fournissez des équipements de protection individuelle comme des lunettes de sécurité, des gants, et assurez-vous que les outils dangereux sont manipulés par des adultes ou sous étroite surveillance.

- **Instructions claires** : Si vous suivez des instructions, notamment pour les kits de bricolage, lisez-les à l'avance pour vous assurer de bien comprendre les étapes. Il peut être utile de décomposer le projet en étapes simples que les enfants peuvent suivre.

- **Rôles définis** : Donnez à chaque membre de la famille un rôle spécifique, cela peut aider à garder tout le monde engagé et à assurer que le projet avance de manière organisée.

Budget

Le coût d'une journée de bricolage varie en fonction du projet choisi :

- **Petits projets** : Pour des choses simples comme la peinture ou le jardinage, le coût peut être aussi bas que 20 à 50 euros pour des fournitures.

- **Projets plus grands** : Pour des projets nécessitant du bois, des outils spéciaux ou d'autres matériaux, le budget peut s'élever à 100 euros ou plus.

Période Idéale

Les week-ends ou les jours fériés sont idéaux pour une journée de bricolage en famille, car ces jours offrent généralement plus de temps libre pour tous les membres de la famille. L'été peut être particulièrement agréable pour des projets extérieurs, tandis que l'hiver est parfait pour des activités d'intérieur si l'espace le permet.

Choses à Savoir

- **Limitations de l'espace** : Assurez-vous d'avoir suffisamment d'espace pour réaliser votre projet, surtout si vous travaillez avec de grandes pièces ou des outils.

- **Impact à long terme** : Réfléchissez à l'endroit où vous allez placer l'objet une fois le projet terminé. Cela peut également influencer le design et la taille du projet.

- **Apprentissage et patience** : Les projets de bricolage peuvent parfois être frustrants, surtout si les choses ne se passent pas comme prévu. Utilisez ces moments comme opportunités d'apprentissage pour enseigner la résilience et la résolution de problèmes.

En fin de compte, une journée de bricolage en famille n'est pas seulement une occasion de créer quelque chose de tangible, mais aussi de construire des souvenirs durables, de développer des compétences pratiques et de passer un moment précieux ensemble.

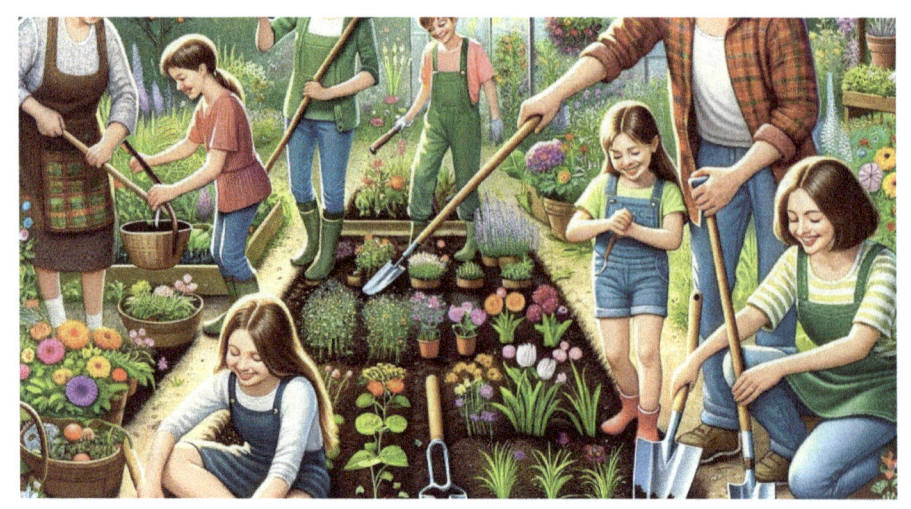

45. ORGANISER UNE JOURNÉE DE JARDINAGE EN FAMILLE.

Organiser une journée de jardinage en famille est une activité enrichissante qui permet de se reconnecter avec la nature tout en créant un espace extérieur agréable. Que ce soit pour planter des fleurs ou démarrer un potager, le jardinage peut être une source de détente, d'apprentissage et de satisfaction pour tous les âges.

Description Détaillée

Le jardinage en famille implique la planification, la préparation et la plantation d'un jardin. Cela peut varier d'un simple parterre de fleurs à un potager complet. Les activités typiques incluent le choix des plantes, la préparation du sol, la plantation proprement dite, et l'installation d'un système d'arrosage. C'est aussi une excellente occasion d'enseigner aux enfants d'où vient leur nourriture et l'importance de l'environnement.

Conseils Pratiques

- **Planification du jardin** : Avant la journée de jardinage, planifiez quel type de plantes vous souhaitez cultiver et où elles seront plantées. Prenez en compte l'ensoleillement, le type de sol et l'espace disponible.

- **Achat des fournitures** : Achetez des graines, des plants, du terreau, des outils de jardinage et d'autres fournitures nécessaires. Les magasins locaux de jardinage ou les pépinières peuvent offrir des conseils utiles sur les plantes adaptées à votre région.

- **Tâches selon l'âge** : Assurez-vous que les tâches attribuées sont adaptées à l'âge des participants. Les enfants peuvent s'occuper de semer des graines ou de planter des fleurs, tandis que les adultes peuvent se charger de la préparation plus laborieuse du sol ou du montage des structures de soutien.

- **Sécurité** : Fournissez des gants de jardinage pour tous, utilisez des outils adaptés à la taille et à la force des enfants, et assurez-vous que tous les produits chimiques, tels que les pesticides ou les engrais, sont manipulés par des adultes.

Budget

Le budget peut varier selon l'ampleur du projet de jardinage :

- **Petits projets** : Pour des fleurs ou des petites surfaces, le budget peut être assez bas, de 30 à 100 euros, incluant des graines, du terreau et des outils basiques.

- **Projets plus grands** : Pour un potager ou la rénovation d'un grand jardin, le budget peut s'étendre de 100 à 500 euros, incluant l'achat de plants plus matures, d'outils plus sophistiqués et peut-être d'une aide professionnelle pour la préparation initiale du sol.

Période Idéale

La meilleure période pour le jardinage dépend du climat de votre région :

- **Climats tempérés** : Le printemps est idéal pour la plupart des plantations, lorsque le risque de gel est passé. L'automne est aussi un bon moment pour planter des bulbes et préparer le jardin pour l'hiver.

- **Climats chauds** : Évitez les mois les plus chauds et optez pour la fin de l'automne ou le début du printemps lorsque les températures sont plus clémentes.

Choses à Savoir

- **Entretien continu** : Le jardinage ne se termine pas après la plantation. Planifiez l'entretien régulier comme l'arrosage, le désherbage et la fertilisation.

- **Éducatif et thérapeutique** : Le jardinage peut être très bénéfique pour la santé mentale et physique, offrant une activité physique légère et un stress réduit.

- **Recyclage et compostage** : Enseignez l'importance du compostage des déchets organiques pour enrichir le sol, une pratique écologique et enrichissante.

Une journée de jardinage en famille est non seulement une manière productive de passer du temps ensemble, mais elle enseigne aussi la responsabilité, la science, et le respect de l'environnement, tout en embellissant votre espace de vie.

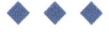

X. EXPÉRIENCES ÉMOTIONNELLES

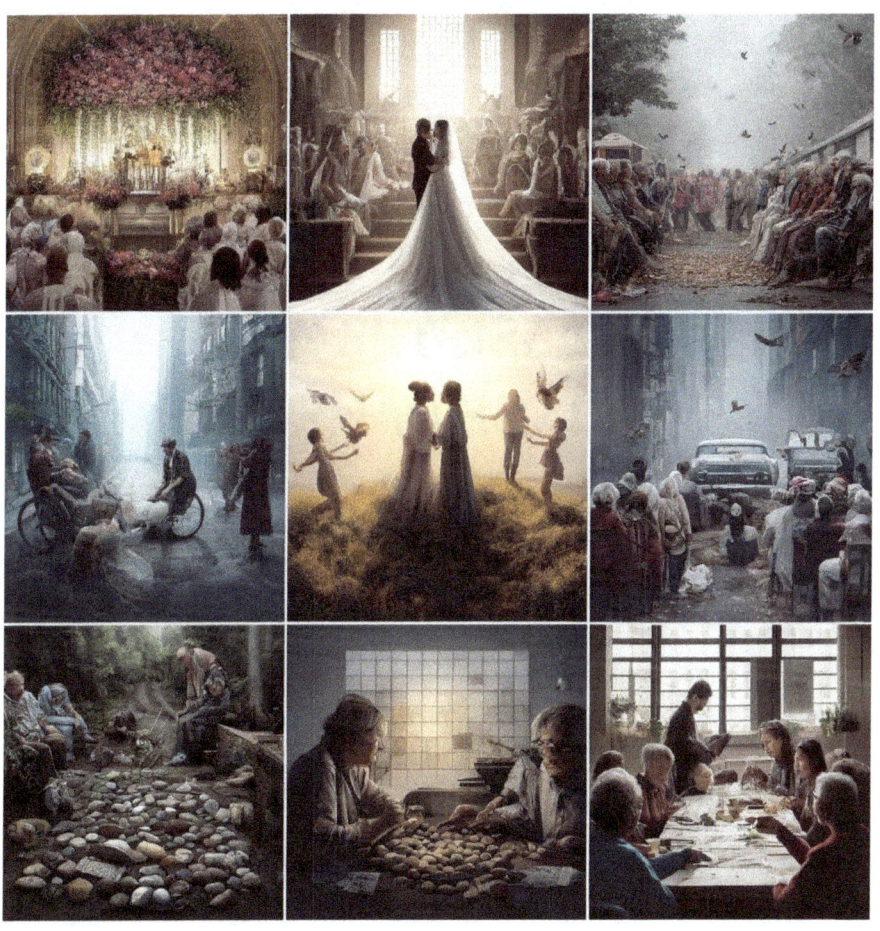

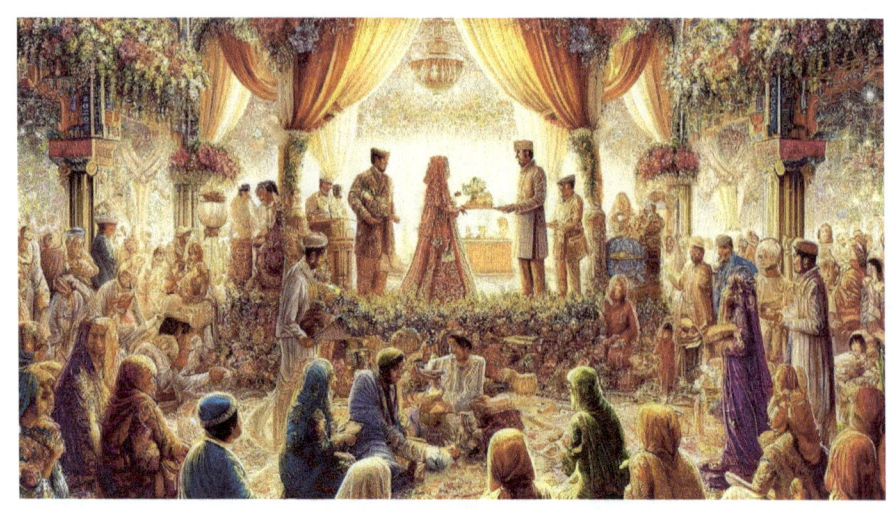

46. ASSISTER À UN MARIAGE DANS UNE AUTRE CULTURE.

Assister à un mariage dans une autre culture est une expérience enrichissante et éducative, offrant un aperçu précieux des traditions, des coutumes et des rituels qui varient grandement d'une culture à l'autre. C'est une occasion unique de célébrer l'amour et l'union tout en explorant la diversité culturelle du monde. Que ce soit un mariage traditionnel indien avec ses rituels colorés et complexes, une cérémonie japonaise Shinto empreinte de simplicité et de spiritualité, ou un mariage massai en Afrique avec ses danses et chants traditionnels, chaque mariage est une fenêtre ouverte sur l'âme d'une culture.

Description Détaillée

Les mariages dans différentes cultures peuvent varier considérablement en termes de cérémonies, de vêtements, de nourriture, de musique et de traditions. Certains peuvent durer plusieurs jours, impliquant une série de rituels précédant et suivant le jour principal de la cérémonie. Les invités peuvent être attendus pour participer à certaines traditions, comme porter des vêtements spécifiques, participer à des danses ou des chants, ou même contribuer à la cérémonie de manière symbolique.

Conseils Pratiques

- **Renseignez-vous sur les traditions** : Avant d'assister au mariage, prenez le temps de vous renseigner sur les coutumes et les attentes spécifiques à la culture. Cela peut inclure le code vestimentaire, les cadeaux appropriés, et les comportements à adopter.

- **Respectez le code vestimentaire** : Les vêtements sont souvent un aspect important des mariages culturels. Assurez-vous de respecter les consignes, qu'il s'agisse de porter une tenue traditionnelle ou de respecter certaines couleurs.

- **Soyez ouvert et respectueux** : Montrez de l'ouverture d'esprit et du respect pour les pratiques culturelles, même si elles sont très différentes de ce que vous connaissez.

- **Participez activement** : Si vous êtes invité à participer à un rituel ou une danse, faites-le avec enthousiasme. C'est une marque de respect et d'appréciation pour la culture que vous découvrez.

- **Documentez l'expérience** : Prenez des photos ou notez vos expériences, mais toujours avec permission et sans perturber la cérémonie.

Budget

Le budget pour assister à un mariage dans une autre culture dépendra de nombreux facteurs, notamment la distance de voyage, l'hébergement, et peut-être l'achat de vêtements appropriés. Prévoyez un budget conséquent, surtout si le mariage a lieu dans un pays éloigné ou si vous devez investir dans une tenue spécifique.

Période Idéale

La période idéale pour assister à un mariage varie selon la culture et le climat local. De nombreux mariages sont planifiés pendant des périodes de l'année symboliques ou propices climatiquement. Renseignez-vous bien à l'avance sur la date et le lieu pour planifier votre voyage.

Choses à Savoir

- **Invitations** : Être invité à un mariage dans une autre culture est un honneur. Montrez votre gratitude en acceptant l'invitation avec respect et en suivant les consignes données par les hôtes.

- **Différences culturelles** : Attendez-vous à des pratiques qui peuvent vous sembler inhabituelles ou surprenantes. Chaque culture a ses propres normes et traditions de mariage.

- **Contributions financières** : Dans certaines cultures, il est courant d'offrir de l'argent aux mariés comme cadeau de mariage. Renseignez-vous sur les coutumes locales à ce sujet.

Assister à un mariage dans une autre culture est une opportunité de croissance personnelle, d'apprentissage et de célébration de l'amour à travers le prisme de diverses traditions. C'est une expérience qui enrichit la compréhension du monde et renforce le respect mutuel entre les peuples de différentes cultures.

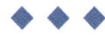

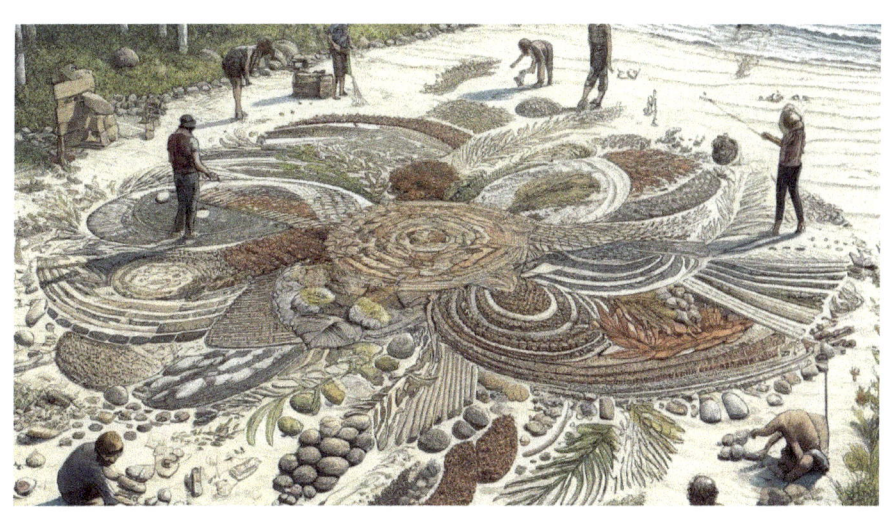

47. FAIRE DU LAND ART EN UTILISANT DES ÉLÉMENTS NATURELS.

L e land art implique l'arrangement d'éléments naturels trouvés sur place—comme des pierres, des feuilles, des branches, du sable, et même de l'eau—pour former des structures, des motifs ou des sculptures. Ces créations sont souvent conçues pour compléter ou souligner les caractéristiques du paysage environnant. Par exemple, aligner des pierres le long d'une rivière pour créer des spirales qui évoquent le mouvement de l'eau.

Conseils Pratiques

- **Choix du lieu** : Sélectionnez un lieu qui offre une variété d'éléments naturels et où la création de land art est permise. Les parcs, les plages ou les forêts sont des endroits idéaux.
- **Respect de la nature** : Assurez-vous de ne pas perturber l'écosystème local. Utilisez uniquement des matériaux qui se trouvent déjà sur le sol et évitez de cueillir des plantes ou de déplacer des roches qui pourraient abriter des insectes ou d'autres petits animaux.
- **Planification de la conception** : Avant de commencer, il peut être utile de faire un croquis de ce que vous envisagez de créer. Considérez la façon dont les éléments comme la lumière et le vent pourraient affecter votre œuvre.
- **Photographie** : Étant donné que le land art est éphémère, prendre des photos de votre travail est essentiel pour en garder une trace et partager votre création avec d'autres.

Budget

Le land art est une activité à faible coût, car elle utilise des matériaux trouvés gratuitement dans la nature. Le principal coût peut provenir du transport vers le site choisi ou de l'achat d'outils spécifiques comme des pelles ou des râteaux pour travailler le sable ou la terre.

Période Idéale

- **Saison sèche** : La meilleure période pour le land art est souvent pendant la saison sèche lorsque les matériaux comme les feuilles et les branches sont plus abondants et moins susceptibles d'être détrempés ou pourris.
- **Heures de lumière** : Planifiez votre projet durant les heures où la lumière est la meilleure, généralement le matin ou l'après-midi, pour maximiser l'effet visuel de votre œuvre et pour la photographie.

Choses à Savoir

- **Impacts environnementaux** : Bien que le land art soit une forme d'expression respectueuse de l'environnement, il est important de considérer son impact. Ne laissez aucune trace qui pourrait nuire à l'habitat naturel.

- **Légalité** : Vérifiez les règlements locaux concernant l'utilisation des espaces naturels pour des activités artistiques. Certaines zones protégées peuvent interdire la collecte de matériaux naturels.

- **Durabilité** : Pensez à la durabilité de votre art. Dans certains cas, les matériaux se décomposeront ou seront emportés par des éléments naturels, ce qui fait partie du processus.

Faire du land art est une manière exceptionnelle de passer du temps à l'extérieur, de stimuler votre créativité et de promouvoir un mode de vie respectueux de l'environnement. C'est aussi une activité accessible qui offre une nouvelle perspective sur les ressources naturelles et leur potentiel artistique.

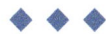

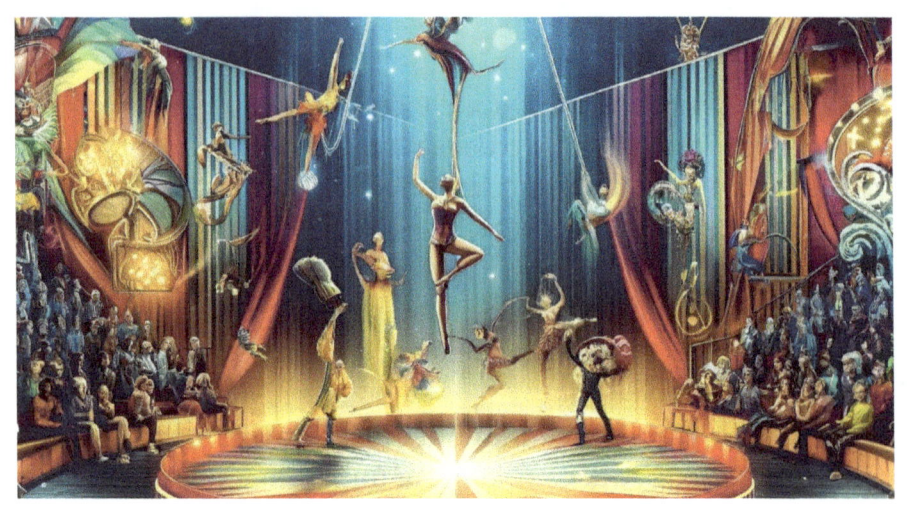

48. ASSISTER À UN SPECTACLE DE CIRQUE CONTEMPORAIN.

Assister à un spectacle de cirque contemporain est une expérience immersive qui mélange art, performance physique, et souvent, une narration émouvante. Ces spectacles vont au-delà des cirques traditionnels, en intégrant des éléments modernes tels que la danse, le théâtre, et des effets spéciaux sophistiqués, créant une expérience artistique captivante pour tous les âges.

Description Détaillée

Le cirque contemporain, aussi connu sous le nom de "nouveau

cirque", se distingue par son absence d'animaux et son accent sur l'histoire et le caractère. Les performances peuvent inclure des acrobaties aériennes, du jonglage, de la contorsion, et des échasses, tout intégré dans une trame narrative qui transporte le public dans un autre monde. Les compagnies comme le Cirque du Soleil sont réputées pour leurs productions grandioses qui combinent costumes extravagants, musiques envoûtantes, et des décors spectaculaires.

Conseils Pratiques

- **Achat des billets** : Achetez vos billets à l'avance, car les spectacles de cirque contemporain peuvent se vendre rapidement, surtout ceux de troupes célèbres comme le Cirque du Soleil.

- **Meilleurs sièges** : Considérez des places qui offrent une vue dégagée de toute la scène pour profiter pleinement de la complexité des performances.

- **Arrivée anticipée** : Arrivez tôt pour éviter les files d'attente et pour avoir suffisamment de temps pour vous installer.

- **Tenue vestimentaire** : Vérifiez s'il y a un code vestimentaire recommandé, bien que la plupart des cirques contemporains permettent une tenue décontractée.

- **Restrictions d'âge** : Vérifiez les restrictions d'âge, car certains spectacles peuvent inclure des thèmes matures ou des effets qui pourraient ne pas convenir aux enfants.

Budget

Les coûts peuvent varier considérablement en fonction de la compagnie de cirque, du lieu, et de la ville. Les billets peuvent coûter de 25 à plus de 100 euros chacun, avec des prix plus élevés pour des spectacles de troupes renommées dans des capitales culturelles comme Paris ou Las Vegas. Des frais supplémentaires pour le stationnement et les concessions peuvent aussi s'appliquer.

Période Idéale

Les spectacles de cirque contemporain ont lieu tout au long de l'année, mais ils peuvent être plus fréquents pendant les saisons touristiques et les périodes de vacances, lorsque les familles cherchent des activités de divertissement. Les festivals de cirque, qui peuvent offrir une chance de voir plusieurs compagnies, sont souvent programmés en été.

Choses à Savoir

- **Durée du spectacle** : Les spectacles durent généralement entre 1,5 et 3 heures, incluant souvent un entracte.

- **Photos et vidéos** : La prise de photos ou de vidéos peut être restreinte ou interdite pendant le spectacle pour des raisons de droit d'auteur et de distraction.

- **Accessibilité** : Les grands cirques contemporains offrent généralement des options d'accessibilité pour les personnes à mobilité réduite.

- **Engagement social** : De nombreux cirques contemporains s'engagent dans des pratiques sociales responsables, y compris le soutien aux artistes de diverses origines et la sensibilisation à des causes environnementales et sociales.

En somme, assister à un spectacle de cirque contemporain offre une expérience enrichissante qui combine l'art, l'acrobatie, et la musique dans une production théâtrale moderne qui peut émouvoir et inspirer le public de tous âges.

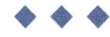

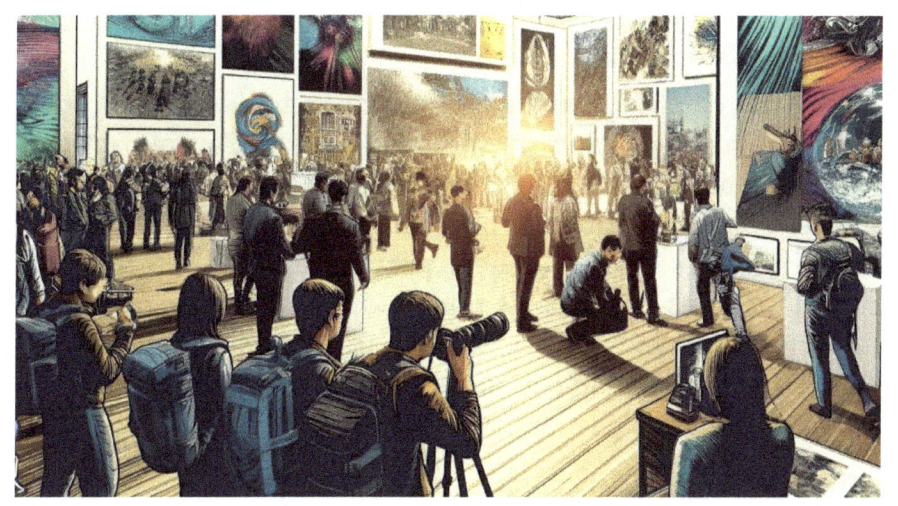

49. PARTICIPER À UN FESTIVAL DE PHOTOGRAPHIE.

Participer à un festival de photographie est une opportunité enrichissante pour les amateurs de photographie de tous niveaux pour s'immerger dans l'univers de la photographie, découvrir de nouvelles œuvres, apprendre de professionnels expérimentés, et partager leur passion avec d'autres enthousiastes. Ces festivals sont souvent des événements vibrants qui présentent une variété d'expositions, d'ateliers, de conférences et de rencontres avec des photographes renommés.

Description Détaillée

Un festival de photographie peut varier en taille, certains étant des événements locaux intimes, tandis que d'autres sont de grandes manifestations internationales. Les activités typiques incluent des expositions de photographies de différents genres, des séminaires et des ateliers pratiques sur des techniques spécifiques, des critiques de portfolios, des démonstrations de matériel photo, et des opportunités de réseautage. Ces festivals permettent souvent de découvrir les dernières tendances de l'industrie et d'acquérir de nouvelles compétences.

Conseils Pratiques

- **Planification à l'avance** : Certains ateliers et conférences peuvent nécessiter une réservation préalable. Consultez le programme du festival à l'avance et inscrivez-vous aux sessions qui vous intéressent.

- **Équipement** : Apportez votre appareil photo et tout équipement pertinent pour des ateliers pratiques ou des sorties photographiques. Assurez-vous que vos batteries sont chargées et que vous avez des cartes mémoire de rechange.

- **Portfolio** : Si le festival offre des critiques de portfolio, préparez le vôtre pour obtenir des retours constructifs de professionnels.

- **Réseautage** : Apportez des cartes de visite et soyez prêt à échanger avec d'autres participants et professionnels. Les festivals sont d'excellentes occasions de nouer des contacts.Budget

Le coût de participation à un festival de photographie peut varier considérablement :

- **Frais d'inscription** : Certains festivals sont gratuits, tandis que d'autres peuvent coûter de 50 à plusieurs centaines d'euros, en fonction de la renommée des intervenants et de la variété des activités proposées.

- **Ateliers et séminaires spéciaux** : Des frais supplémentaires peuvent s'appliquer pour des sessions spécifiques, surtout pour les ateliers pratiques menés par des photographes de renom.

- **Voyage et hébergement** : Si le festival est loin de chez vous, incluez dans votre budget les coûts de transport et d'hébergement.

Période Idéale

La plupart des festivals de photographie se tiennent durant les mois de printemps et d'automne, périodes idéales en termes de climat et d'affluence touristique dans de nombreux lieux. Vérifiez les dates spécifiques chaque année.

Choses à Savoir

- **Durée** : Certains festivals se déroulent sur un week-end, tandis que d'autres peuvent s'étendre sur une semaine ou plus.

- **Diversité des thèmes** : Les festivals peuvent se spécialiser dans certains types de photographie, comme la photographie de nature, de portrait, de rue ou de mode. Choisissez un festival qui correspond à vos intérêts ou qui vous permettra d'explorer de nouvelles facettes de la photographie.

- **Public** : Tandis que certains festivals attirent principalement des professionnels et des artistes établis, d'autres sont plus orientés vers les amateurs et les débutants.

Participer à un festival de photographie peut profondément enrichir votre compréhension de l'art photographique, vous inspirer dans vos propres projets et vous connecter à une communauté globale partageant la même passion.

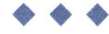

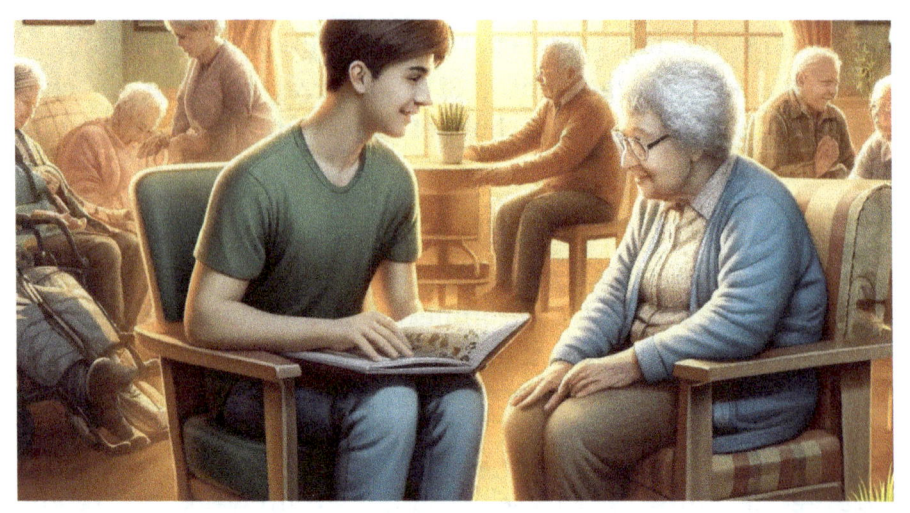

50. PASSER DU TEMPS AVEC DES PERSONNES ÂGÉES DANS UNE MAISON DE RETRAITE

Passer du temps avec des personnes âgées dans une maison de retraite est une activité bénéfique qui apporte de la joie et du réconfort aux résidents tout en offrant des expériences enrichissantes pour les visiteurs. Cela peut aider à combattre la solitude et l'isolement que ressentent souvent les personnes âgées et renforcer les liens intergénérationnels.

Description Détaillée

Visiter une maison de retraite consiste généralement à passer du temps avec les résidents, participer à des activités programmées ou simplement engager des conversations pour échanger des histoires et des expériences. Les activités peuvent varier de la lecture, des jeux, des séances de musique, à des discussions de groupe ou des sorties. Ces interactions sont précieuses car elles stimulent mentalement et émotionnellement les personnes âgées, en plus de leur apporter de la compagnie et du soutien.

Conseils Pratiques

- **Coordination avec l'établissement** : Contactez la maison de retraite à l'avance pour connaître les règles de visite et planifier votre visite. Certaines maisons peuvent avoir des besoins spécifiques ou des activités où ils ont besoin de bénévoles.

- **Sensibilité et respect** : Soyez patient et respectueux envers les résidents. Écoutez attentivement et adaptez vos interactions à leurs capacités et intérêts. Certains peuvent avoir des limitations cognitives ou physiques.

- **Activités adaptées** : Prévoyez des activités simples et engageantes. Apportez des livres, des jeux adaptés à leur âge, ou proposez des activités créatives comme le dessin ou le bricolage léger.

- **Fréquence des visites** : Si possible, envisagez des visites régulières. Les relations continues peuvent être très bénéfiques pour les résidents et créer des liens plus profonds.

Budget

Visiter une maison de retraite a généralement peu ou pas de coûts associés, sauf si vous décidez d'apporter des matériaux pour des activités ou des cadeaux pour les résidents, ce qui n'est pas nécessaire mais peut être apprécié.

Période Idéale

Les visites peuvent être planifiées tout au long de l'année, mais il peut être particulièrement réconfortant pour les résidents pendant les périodes de vacances ou les jours spéciaux comme Noël, Pâques, ou les anniversaires nationaux, lorsque les résidents peuvent se sentir particulièrement seuls ou éloignés de leurs familles.

Choses à Savoir

- **Règles de confidentialité** : Respectez la confidentialité des résidents en ne partageant pas d'informations personnelles ou de photos sans permission.

- **Santé et sécurité** : Suivez toutes les directives sanitaires, surtout pendant les périodes de grippe ou d'autres maladies contagieuses. Certains résidents peuvent être immunodéprimés.

- **Impact émotionnel** : Soyez préparé pour l'aspect émotionnel de votre visite. Interagir avec des personnes en fin de vie peut être émouvant.

Passer du temps avec des personnes âgées dans une maison de retraite est une démarche altruiste qui enrichit la vie des résidents tout en offrant aux visiteurs une perspective précieuse sur la vie et le vieillissement. C'est une activité qui valorise la compassion et l'humanité dans la communauté.

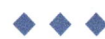

EPILOGUE

En refermant ce troisième volume de "50 Rendez-vous avec l'Extraordinaire : Explorez, Vivez, Respirez", nous espérons que vous vous sentez inspiré, revigoré, et plus connecté à ce vaste monde et à ses innombrables trésors. Chaque chapitre de ce livre a été conçu non seulement pour servir de guide à travers des aventures palpitantes et des expériences enrichissantes, mais aussi pour encourager un lien plus profond avec les personnes et les lieux qui façonnent notre existence.

De la tranquillité des fjords norvégiens à l'énergie palpable d'un nouvel an célébré à l'étranger, nous avons voyagé ensemble à travers continents et cultures, découvrant le patrimoine mondial de l'UNESCO et explorant des sites anciens empreints d'histoire et de mystère. Chaque destination et chaque expérience nous rappelle combien notre planète est diversifiée et extraordinairement belle.

Nous avons également plongé dans des activités qui nourrissent l'âme et éveillent les sens. Participer à un festival de photographie, créer du land art, ou même passer du temps avec des personnes âgées dans une maison de retraite nous enseigne la valeur de l'instant présent et l'importance de donner en retour. Ces moments de connexion ne sont pas seulement des pauses dans notre vie quotidienne; ils sont essentiels à notre bien-être émotionnel et spirituel.

Les expériences partagées ici encouragent également un engagement actif avec le monde autour de nous, que ce soit en pratiquant le yoga dans son berceau indien, en faisant un saut en parachute, ou en naviguant en kayak sur des eaux tumultueuses. Chaque aventure est une chance de repousser les limites, de surmonter les peurs et de redécouvrir notre capacité à s'émerveiller.

À travers les "Moments de Partage en Famille", nous avons redécouvert le plaisir simple de cultiver un jardin, de préparer un repas ou de créer quelque chose de tangible ensemble. Ces expériences rappellent que les liens familiaux sont renforcés non seulement par ce que nous partageons, mais aussi par ce que nous construisons ensemble.

Et dans nos moments de relaxation, nous avons appris à apprécier le calme, que ce soit en regardant un coucher de soleil, en se détendant lors d'une séance de réflexologie, ou simplement en passant une journée à ne rien faire. Ces périodes de calme sont cruciales pour notre santé mentale et physique, nous rappelant que le repos n'est pas un luxe, mais une nécessité.

Ce livre est une célébration de la vie dans toute sa diversité et sa splendeur. Il est un rappel que chaque jour offre des possibilités infinies pour l'aventure, l'apprentissage, la croissance personnelle et la joie. Nous espérons que vous continuerez à chercher ces moments extraordinaires, à embrasser chaque nouvelle expérience avec curiosité et enthousiasme, et à partager votre passion pour l'exploration avec ceux que vous aimez.

Alors que vous fermez ce livre, que votre cœur soit léger, votre esprit inspiré, et votre calendrier rempli de futurs rendez-vous avec l'extraordinaire. Explorez, vivez, respirez – chaque jour est une toile vierge sur laquelle peindre votre propre chef-d'œuvre de moments inoubliables.

Du même auteur:

Vivre Vert : 50 petits gestes pour un Grand impact

Manger Vert, Manger Mieux : 50 bonnes
raisons de devenir Flexitarien

50 nuances de végétal : votre guide Flexitarien - T1

50 nuances de végétal : votre guide Flexitarien - T2

50 nuances de végétal : votre guide Flexitarien - T3

50 rendez-vous avec l'Extraordinaire :
Explorez, vivez, respirez - T1

50 rendez-vous avec l'Extraordinaire :
Explorez, vivez, respirez - T2

COPYRIGHT © 2024
SÉBASTIEN D'ABOVILLE
ALL RIGHTS RESERVED

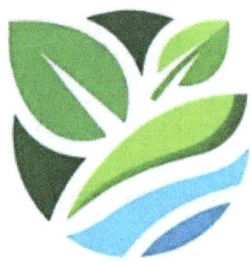

Aucune partie de ce livre ne peut être reproduite, ni stockée dans un système de récupération, ni transmise sous quelque forme ou par quelque moyen que ce soit, électronique, mécanique, photocopie, enregistrement ou autre, sans l'autorisation écrite expresse de l'éditeur.

www.ingramcontent.com/pod-product-compliance
Lightning Source LLC
Chambersburg PA
CBHW050215230526
45470CB00001B/392